中国医学临床百家·病例精解

解放军总医院第三医学中心

乳腺外科疾病
病例精解

主　编 / 徐　红

副主编 / 郑　皓　史宏志　杨　轶　张旭毅

科学技术文献出版社
SCIENTIFIC AND TECHNICAL DOCUMENTATION PRESS
·北京·

图书在版编目（CIP）数据

解放军总医院第三医学中心乳腺外科疾病病例精解 / 徐红主编. -- 北京 ：科学技术文献出版社，2024. 12.
ISBN 978-7-5235-1930-1

Ⅰ. R655.8

中国国家版本馆 CIP 数据核字第 20244ZE235 号

解放军总医院第三医学中心乳腺外科疾病病例精解

策划编辑：吴　微　　责任编辑：吴　微　　责任校对：张　微　　责任出版：张志平

出 版 者　科学技术文献出版社
地　　址　北京市复兴路15号　邮编 100038
编 务 部　(010) 58882938，58882087（传真）
发 行 部　(010) 58882868，58882870（传真）
邮 购 部　(010) 58882873
官方网址　www.stdp.com.cn
发 行 者　科学技术文献出版社发行　全国各地新华书店经销
印 刷 者　北京虎彩文化传播有限公司
版　　次　2024 年 12 月第 1 版　2024 年 12 月第 1 次印刷
开　　本　787×1092　1/16
字　　数　126千
印　　张　12
书　　号　ISBN 978-7-5235-1930-1
定　　价　108.00元

编委会

主　编　徐　红

副主编　郑　皓　史宏志　杨　铁　张旭毅

编　委（按姓氏笔画排序）

王雅静　史宏志　达　布　刘昕伟

杨　铁　张旭毅　苗　山　郑　皓

赵峰霞　侯利华　徐　红　徐亚军

高明娟　薛丽华

主编简介

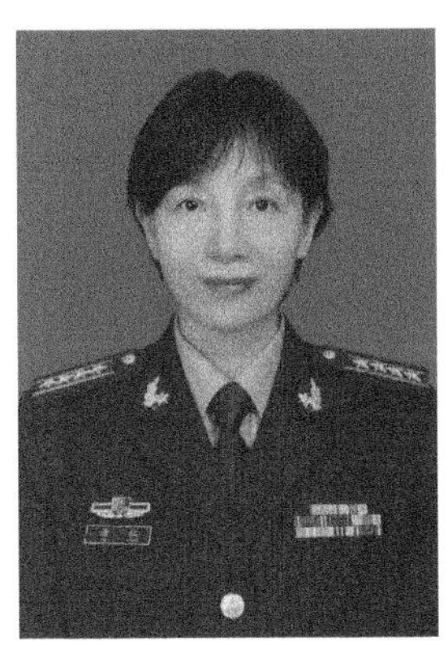

徐红 主任医师，硕士研究生导师。解放军总医院第三医学中心原乳腺科主任，现普通外科主任、党支部书记。中国研究型医院学会乳腺专业委员会副主任委员兼秘书长、青年专业委员会主任委员，北京肿瘤学会常务委员，北京乳腺病防治学会预防与保健专业委员会常务委员，北京医师协会乳腺疾病专家委员会委员。

国家药品监督管理局医疗器械技术审评中心特聘专家，中国健康促进基金会乳腺癌防治专项基金专家委员会专家，北京医学会医疗事故鉴定专家。担任《中华乳腺病杂志》《武警医学》《中华灾害救援医学》《中国研究型医院》等期刊的编委。曾获“北京市优秀青年医师奖”，曾荣获“武警部队学雷锋先进个人”“爱岗敬业标兵”等称号。

序言

当前乳腺疾病发病率居高不下，乳腺癌已跃居女性肿瘤的第一位。精准的临床诊治水平关系到患者的健康与生活质量。解放军总医院普通外科医学部派驻第三医学中心普通外科徐红主任团队27年磨一剑、独辟蹊径，总结多年来丰富的临床诊治经验，结合手术技术体会及研究成果，参考国内国际共识和指南，以病例摘要为基础，以临床病例分析为起点，以主任医师简明扼要的点评方式，系统、全面、科学地为临床医务工作者呈现诊断思路和治疗策略，尤其对向中青年临床医生展示临床乳腺疾病的诊治难点、进展和处理方式有借鉴意义。这部临床病例合集分享了该团队多年来有价值的临床病例，为乳腺专业临床工作者和医学教育深入浅出地分析解决临床疑难问题，启迪临床思维、拓展诊疗视野，为处理临床并发症及远期随访和生活质量保障提供了指导意见。

我热忱地推荐解放军总医院普通外科医学部派驻第三医学中心编写的《解放军总医院第三医学中心乳腺外科疾病病例精解》，具有实用价值和指导意义，是一部操作性很强的著作。将此书推荐给乳腺外科临床工作者，愿它成为青年学者与资深专家交流经验的一个学习园地和病例讨论平台，发挥疑难病例精解的价值。

2024年8月于北京

前　言

我院乳腺外科团队经过多年的不懈努力，完成了上万例乳腺手术，同时开展了多项新技术的推广使用，术后治愈率高，临床疗效显著。本书主要根据我团队多年积累的诊疗经验和研究成果，同时参考近年来国内外文献报道、会议报道和专家共识或指南中的新认识和新观点，采用病例介绍及高级别医师点评形式，以简明扼要的方式体现乳腺术前、术中及术后处理的多方面病例特点。由于乳腺外科一些疾病的复杂性及特殊性，书中选择容易被忽视出现漏诊、误诊，以及术后常见和少见并发症的诊治等有价值的病例进行分析总结，力求达到解决临床疑难问题、启迪临床思维和拓展诊疗视野的编写宗旨。希望同大家分享我们的经验，为乳腺专业医学教育提供有指导意义的临床案例。

愿此书能对从事乳腺相关学科的年轻临床医生及研究生有所裨益，又能让乳腺疾病患者和家属有所参考，这也是编写本书的初衷。由于编者水平有限，时间仓促，又是首次撰写此类图书，难免有不足或错误之处，敬请各位读者批评和指正。

徐红

2024 年 7 月

目 录

浆细胞性乳腺炎

乳头溢液

乳腺钙化点

乳腺良性肿瘤

乳腺肉瘤

乳腺癌

其他乳腺疾病

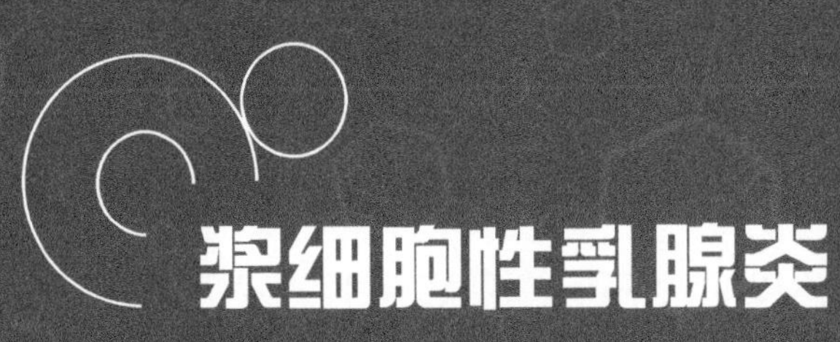

病例 1 浆细胞性乳腺炎合并导管内乳头状癌 1 例

病历摘要

【基本信息】

患者女性，53 岁，已绝经。因“体检发现左乳多发肿块 1 年，伴左乳溢液”入院。

现病史：1 年前体检发现左乳肿物，伴乳头溢液，颜色清，无疼痛，皮肤无红肿，无乳头内陷。患者近日为求进一步治疗来

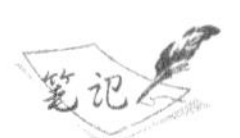

我院就诊，行乳腺彩超：左乳多发低回声结节（breast imaging-reporting and data system，BI-RADS）4级，浆细胞性乳腺炎？建议手术治疗。门诊以“浆细胞性乳腺？”收入我科。

既往史：患者无急性乳腺炎病史，无乳腺癌家族史。

【专科查体】

双乳对称，皮肤颜色正常，乳头无回缩、内陷。乳头、乳晕旁无糜烂，左乳乳头挤压后见单孔清亮透明溢液。左乳外上象限轻度压痛，双乳可触及不均质增厚感结节，均未触及明确肿块。双腋下未触及肿大淋巴结。

【辅助检查】

2021年5月8日超声：左乳多发低回声结节（BI-RADS 4级），双侧乳腺增生。

2021年8月4日MRI：左乳外上象限达乳头平面异常信号，考虑BI-RADS 4级，浆细胞性乳腺炎？建议必要时活检；双侧乳腺点片状强化，考虑BI-RADS 3级，建议定期复查；双侧乳腺间胸壁结节影，考虑为良性（图1-1）。

乳管镜：未见明确乳管内肿瘤样结构，可见呈絮状的炎性改变。

乳腺钼靶检查：左乳内见散在小结节影，高密度，形态尚规则，边缘尚清楚，未见异常钙化（图1-2）。

2021年8月9日行左乳外上象限穿刺，病理结果：乳腺纤维腺病，并部分导管上皮增生，泡沫样组织细胞聚集，周围见慢性炎性细胞浸润。

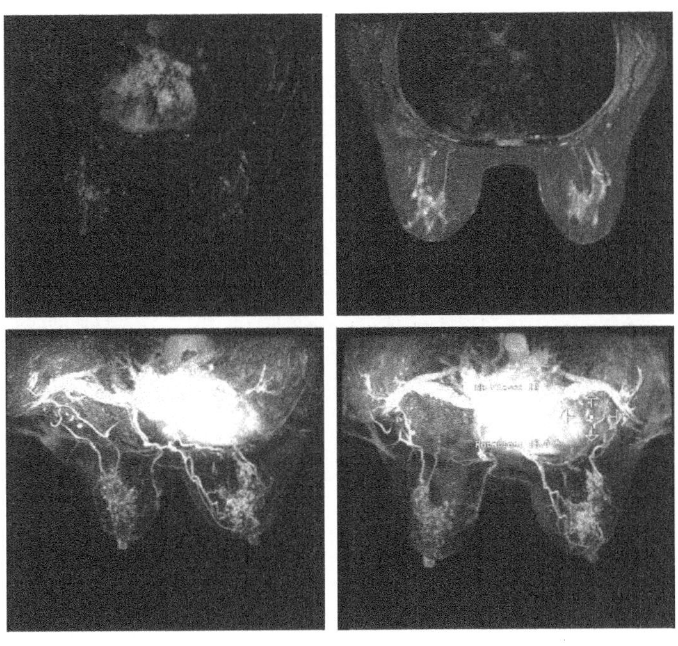

图 1-1　乳腺 MRI

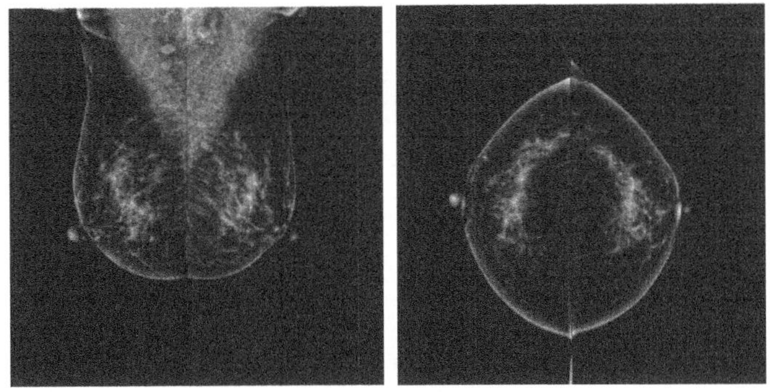

图 1-2　乳腺钼靶检查

【诊断】

①左乳多发肿块，左乳浆细胞性乳腺炎？②左乳乳管炎。

【治疗】

2021 年 8 月 20 日在全身麻醉下行左乳肿块切除术 + 左乳病变区段切除术，术中见肿块质地偏硬，部分乳管内见膏状分泌物。将多发肿块及病变区段切除，术后痊愈出院，术后病理提示

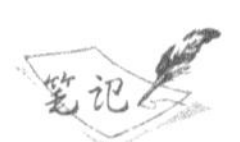

（左多发）乳腺纤维腺病，部分导管上皮呈筛状及乳头状增生，核轻－中度异型性，考虑导管内乳头状癌可能性大。后免疫组化确定为导管内乳头状癌，低－中等级别。2021 年 9 月 15 日患者再次入院，全身麻醉下行左乳单纯乳房切除术＋前哨淋巴结活检术。术中冰冻病理检查结果为阴性，术后恢复良好，术后病理提示乳腺组织，局灶见纤维组织增生、炎细胞浸润、泡沫细胞聚集及多核巨细胞反应，未见癌残留；其余乳腺组织呈乳腺纤维腺病改变，部分导管扩张；皮肤及乳头均未见癌累及；上、下、内、外及基底切缘均未见癌；送检淋巴结未见转移癌（分别为 0/2、0/4）。

病例分析

患者以左乳多发肿块及乳头溢液就诊，根据影像检查初步考虑浆细胞性乳腺炎。浆细胞性乳腺炎是最常见的非哺乳期慢性乳腺炎。此病最初以导管扩张为主，后期导管扩张导致分泌物潴留，脂质分泌物通过导管内皮到导管外，刺激周围组织产生炎症，发展为肿块或者炎症样表现的增厚区。诊断以病理为主要依据，即镜下可见大量淋巴细胞浸润。本例患者术中所见及镜下病理表现，均符合浆细胞性乳腺炎。同时患者出现乳头溢液，但乳管镜检查发现管腔内大量白色絮状或纤维网状的结构，为炎症细胞降解的表现。本例超声检查仅能见到形态不规则的低回声结节，乳腺钼靶检查提示左乳内散在小结节影，MRI 表现为 T_2 加权像的部分高信号，这些检查所见均为非特征性表现。

乳头溢液最常见的病因是导管内乳头状瘤，但本例患者乳管镜检查仅发现炎性改变。导管内乳头状瘤是良性病变，分中央型

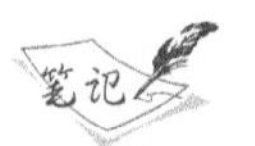

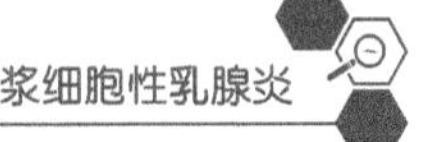

和周围型，也可引起导管扩张，同时合并导管上皮增生或不典型增生，甚至发展为原位癌或浸润性癌。需要和乳头部纤维腺瘤、导管内乳头状癌鉴别。

患者第一次术后病理结果是导管内乳头状癌，导管内乳头状癌发生于导管到小叶系统，可以是单个病灶也可以累及多个导管。临床可有乳头清亮液或血性溢液。发生于小导管或小叶的表现为肿块。乳腺钼靶检查部分病例可以显示微小钙化灶。本例患者仅有清亮性乳头溢液，乳腺钼靶检查并没有发现点簇状钙化。乳腺导管内乳头状癌比较少见，其发病率在乳腺癌中为 0.5% ～ 2.0%，绝经后的中老年女性多见，通常表现为血性乳头溢液及异常肿块，预后与普通导管原位癌（ductal carcinoma in situ，DCIS）大致相似。手术行全乳腺切除及前哨淋巴结活检可以根治。术后病理提示未见癌残留，患者术后无须化疗或放疗，行内分泌治疗即可。

病例点评

本例患者为浆细胞性乳腺炎合并导管内乳头状癌，较罕见。术前 MRI 提示浆细胞性乳腺炎，穿刺病理结果提示炎性细胞浸润为良性。根据术前检查结果，行左乳肿块切除、左乳病变区段切除的手术，但术后病理及免疫组化提示，导管内乳头状癌。对于本病例需要特别说明，穿刺具有 10% 的差异性，穿刺的组织不能全面代表病灶性质，术中需再次冰冻病理检查以明确。

诊断明确后回顾影像学检查，MRI 提示有不规则影，症状与体征不完全符合，仔细分析还是有迹可循。在今后的临床工作中如遇到各项检查与病理不符或者不能确定诊断的情况下，与患者

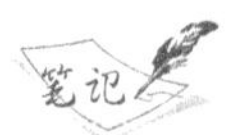

在术前谈话中要充分说明疾病不确定性及并存的可能，尽可能减少患者的疑虑。特别是此病例两种疾病并存时不易区分鉴别，易漏诊。

（徐亚军）

参考文献

1. 邵志敏，沈镇宙，徐兵河 . 乳腺肿瘤学［M］. 2 版 . 上海：复旦大学出版社，2018：251-253.
2. PAL S K，LAU S K，KRUPER L，et al. Papillary carcinoma of the breast：an overview[J]. Breast Cancer Res Treat，2010，122（3）：637-645.

病例 2　聚集性钙化为浆细胞性乳腺炎 1 例

病历摘要

【基本信息】

患者女性，31 岁，因“发现左乳肿块 2 月余”入院。

现病史：患者 2 个月前因左乳胀痛、触及左乳有一肿块约“核桃”大小、触痛、局部皮肤稍红肿，就诊于北京某医院门诊，医生考虑乳腺增生，予以口服乳腺颗粒（具体不详）治疗，患者自觉效果不明显。再次就诊于该医院，医生建议行乳腺彩超及乳腺钼靶检查。乳腺彩超：左乳异常所见，范围约 4.1 cm × 2.2 cm，建议进一步检查。乳腺钼靶检查：左乳外下象限局限性不对称致密伴聚集微小钙化点，乳头内陷，（BI-RADS 4b 级），建议行 MRI 检查。患者于 2018 年 6 月 4 日进一步就诊于某医院，因疑为乳腺癌收入院，术前行左乳外侧肿块粗针针吸，病理：乳腺组织，局灶导管扩张伴导管上皮增生，导管周围局部炎细胞浸润，纤维间质增生伴黏液样变。于 2018 年 6 月 11 日行左乳内侧肿块穿刺，病理：乳腺组织中见大量炎细胞浸润及脓肿形成。诊断为乳腺炎，医生建议患者出院先行抗感染治疗。患者于当地医院进行抗感染治疗 2 周，疼痛无好转，肿块未见明显缩小。为求进一步诊治，患者于 2018 年 7 月 10 日就诊于我院。

【辅助检查】

2018 年 7 月 10 日乳腺彩超检查：于左侧乳腺 4 ～ 7 点位距乳头约 1.5 cm 处见 4.53 cm × 1.46 cm 低回声区，形态欠规则，边界欠清，内回声欠均匀，探头加压后见少许“流沙”样改变，CDFI 示周边及内部探及较丰富血流信号；双侧腋下未见异常肿大淋巴结；左侧乳腺低回声区，浆细胞性乳腺炎？双侧乳腺增生。门诊医生建议口服蒲公英颗粒、泼尼松片治疗 3 周，定期随诊，根据情况考虑后续手术治疗。患者口服药物治疗后肿块较前稍缩小，疼痛减轻。

2018 年 7 月 29 日行超声引导下穿刺，病理：（左乳肿块穿刺）乳腺组织中见淋巴细胞、浆细胞及中性粒细胞浸润，伴多核巨细胞反应及泡沫细胞聚集，符合浆细胞性乳腺炎。免疫组化结果：Actin（+），CD138（部分），CD8（+），CK（局灶 +），CK8/18（局灶 +），Ki-67（+5%），LCA（+），P63（+），Vimentin（+）。（左侧腋下肿块穿刺）淋巴组织反应性增生。免疫组化结果：CK（+）。

【诊断】

浆细胞性乳腺炎？

【治疗】

患者为求后续手术治疗再次入院，完善术前准备，并在乳腺钼靶检查引导下进行导丝定位（图 2-1），于 2018 年 8 月 8 日在全身麻醉下行左乳病变区段切除术。

2018 年 8 月 9 日术后病理：（左乳炎性病变区段组织）乳腺组织见片状急慢性炎细胞浸润、多核巨细胞反应，部分导管扩张、潴留，其周围炎细胞浸润；（左乳钙化点及周围病变组织）乳腺组

织见片状急慢性炎细胞浸润，部分导管扩张、潴留，部分导管周围见炎细胞浸润，局灶见钙化。

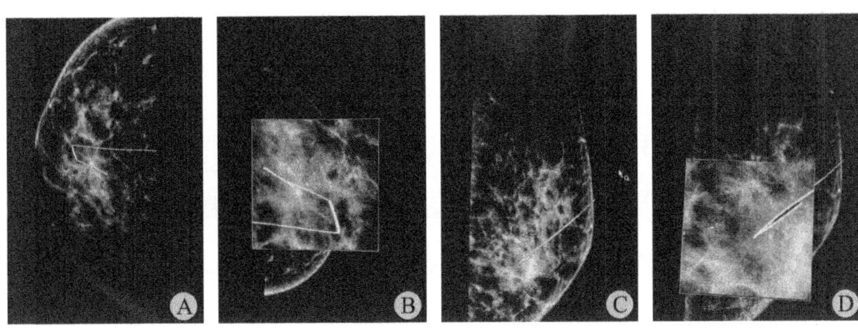

图 2-1 在乳腺钼靶检查引导下进行导丝定位

病例分析

浆细胞性乳腺炎又称乳腺导管扩张症，是一种较少见的好发于非哺乳期中青年女性的疾病，其发病率占乳腺良性疾病的 1.41% ～ 5.36%，主要病理改变为乳腺导管扩张伴浆细胞浸润的慢性、非细菌性炎症反应样乳腺病变。其临床表现复杂，常为乳房肿块、乳头溢液、局部皮肤橘皮样改变、乳头内陷等。浆细胞性乳腺炎的诊断需依赖病理检查，超声是本病最常用的辅助检查方法。由于本病发病率较低、临床表现复杂多变、影像学表现亦无特异性，故在未行病理检查前，极易误诊为乳腺癌，以致延误诊治，严重者会造成乳房严重变形、损毁，极大影响患者正常的工作和生活质量。

浆细胞性乳腺炎在临床上以乳房肿块就诊者占 72.41%，因此被误诊为乳腺癌的概率最大。但两者之间并不是没有区别的，乳腺癌有别于浆细胞性乳腺炎的临床特点主要有以下几点：①乳腺

癌的肿块多发生于外上象限，大小不等，乳腺癌肿块无红、肿、热、痛等急性炎性反应；浆细胞性乳腺炎的肿块多发生在乳晕区，长轴与乳腺导管走行一致，多有急性期增大、亚急性期及慢性期缩小的病史。②乳腺癌的乳头溢液多为血性，浆细胞性乳腺炎多为淡黄色、乳白色或混合液等。③乳腺癌（除炎性乳腺癌外）无明显的局部炎性反应表现，而 60% 的浆细胞性乳腺炎呈急性炎性反应表现。④乳腺癌可转移至同侧腋窝淋巴结，初期表现为质硬、无痛、活动，后期可融合成团、与皮肤或深部组织粘连；而浆细胞性乳腺炎急性期可导致同侧腋窝淋巴结肿大，一般表现为质软、压痛明显，随着炎性反应的消退或转为慢性，肿大的淋巴结可缩小或消失。⑤乳腺癌超声检查示肿块为边界不清、形态不规则的肿块影，病灶后方回声衰减较明显的部分可见特异性微粒或簇样钙化灶；而浆细胞性乳腺炎超声表现为低回声和混合回声，病灶中心回声较强，病灶后方回声衰减不明显，常伴导管扩张。

临床浆细胞性乳腺炎被误诊为乳腺癌的原因分析：①浆细胞性乳腺炎临床表现多样，无特异性，其主要表现为乳房肿块、乳头溢液、乳头内陷等，与乳腺癌非常相似，临床不注重分析，则容易误诊为乳腺癌；②对患者病史及临床诊治经过询问不详尽，过分依赖辅助检查，乳房检查不细致；③对乳腺超声、乳腺钼靶检查等辅助检查结果分析不认真，辅助检查结果结合患者临床表现综合分析病情欠缺；④乳腺超声、乳腺钼靶检查等辅助检查缺乏特异性，单纯依据辅助检查难以做出正确诊断。此外，病理活检是确诊的唯一手段，术中常规及快速冰冻切片检查是最重要的确诊方式，且是指导进一步治疗的重要依据。

笔记

病例点评

此病例值得探讨的是钙化点形态所表示的意义。病史中可以看到患者是因“疑为乳腺癌”收入某院的。主要是因为乳腺钼靶检查提示有聚集性钙化，加之乳房肿块、乳头内陷，都是类似乳腺癌的表现，所以易倾向乳腺癌。聚集性钙化提示有细胞的坏死，浆细胞性乳腺炎也有坏死，只不过是在炎症慢性发作时常见，而浆细胞性乳腺炎早期是导管扩张状态，无细胞坏死的症状表现，并不意味着既往无慢性发作史及导管内无坏死组织存在，所以对于聚集性钙化要慎重处理，穿刺就是最佳选择。

患者转入我院治疗，已有穿刺病理为何再次行钙化灶导丝定位活检？主要是因为穿刺是在超声引导下取材，肿块大小为 4 cm × 2 cm，单次取材不能代表穿刺到了钙化点位组织，而钙化点在钼靶下显示清晰，所以再次取材以确保诊断的准确性。

（徐亚军）

参考文献

1. WANG J F，ZHANG Y F，LU X T，et al. Idiopathic granulomatous mastitis with skin rupture：a retrospective cohort study of 200 patients who underwent surgical and nonsurgical treatment[J]. J Invest Surg，2021，34（7）：810-815.
2. 陈金桃，刘杰，李素贞，等 . 三联抗菌与激素抗炎治疗浆细胞性乳腺炎的效果比较 [J]. 中国实用医药，2020，15（19）：62-64.
3. 张小霞 . 乳腺导管扩张症的病理特征及其与 IL-1α 相关性研究 [D]. 济南：山东大学，2017.

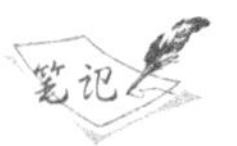

病例 3　良性肿瘤与浆细胞性乳腺炎 1 例

病历摘要

【基本信息】

患者女性，32 岁，因“发现左乳包块 1 月余”入院。

现病史：患者于 1 个月前无意中发现左乳外侧包块，约指腹大小，胀痛不适，伴有乳头褐色溢液。在当地医院行乳腺超声示左乳外侧包块，考虑 BI-RADS 4a 级，不排除恶性肿瘤，建议穿刺取病理。

既往史：曾于 13 年前在张家口某医院行双侧乳腺纤维瘤切除术；于 12 年前在北京某医院行双侧乳腺纤维瘤切除术。

【辅助检查】

2021 年 7 月 2 日在北京某医院复查行乳腺超声：①左乳 3 点位及 12 点位低回声结节，考虑 BI-RADS 4a 级，建议超声造影检查；②双乳余多发低回声结节，考虑 BI-RADS 3 级。

2021 年 8 月 6 日在某医院行超声引导下左乳腺 3 点位距乳头约 4 cm 处低回声结节穿刺活检。

2021 年 8 月 18 日病理回报（左乳腺 3 点位距乳头 4 cm）穿刺乳腺组织中见大量炎细胞浸润，结合免疫组化结果考虑为炎性病变，请结合临床，必要时可完整切除病变组织后送病检以进一步明确诊断。

【诊断】

浆细胞性乳腺炎?

【治疗】

完善术前准备后于 2021 年 9 月 13 日在全身麻醉下行右侧乳腺区段切除术。

术后病理：肉眼所见（左乳肿块）灰白间灰黄色不规则组织 2 块，大小分别为 9 cm × 5 cm × 2 cm 及 3 cm × 2 cm × 1 cm，切面呈灰白间灰黄色，质较韧。诊断意见:（左）乳腺小叶内见大量嗜中性粒细胞、淋巴细胞、浆细胞浸润，并见坏死及小脓肿，肉芽肿形成，部分导管扩张，导管周围淋巴细胞浸润，符合肉芽肿性小叶性乳腺炎。

病例分析

浆细胞性乳腺炎（plasma cell mastitis，PCM）是一种慢性非细菌感染性疾病，病理基础为导管扩张与浆细胞浸润。本病多发生于 30 ～ 40 岁的非哺乳期女性，常以乳房肿块为首次就诊症状，且常存在局部皮肤发红、疼痛、乳头溢液等，但肿块质软、压痛明显；不发热或体温轻微升高，血常规提示白细胞大多正常，部分患者出现下肢大片红斑。急性期肿块急剧增大，病情进展快，亚急性期及慢性期缩小成硬结，乳头溢液多混浊或呈乳白色，血性溢液少见。可有同侧腋窝淋巴结肿大，其炎症反应也可导致乳头回缩和乳晕区皮肤橘皮样改变；后期可出现肿块软化而形成脓肿，反复破溃，久治不愈者形成通向乳管开口的瘘管，从而给患者的生活质量及身心健康带来极大的影响。

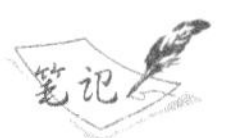

检查方面：①乳腺超声检查：可探及乳晕区低回声肿块影，内部不均匀，无包膜，无恶性特征，导管呈囊状或串珠样扩张。最大特点是低回声区可见“流沙”样改变，可以与乳腺癌鉴别。②脱落细胞学或针吸细胞学检查：对查体可摸到肿块的病例，可进行针吸细胞学检查以确诊。③乳腺 X 线：无特异性，仅显示乳晕区密度不均匀团块，其间夹杂有条状或蜂窝状、囊状透亮影，也可出现粗颗粒圆形钙化。

鉴别诊断：与乳腺癌鉴别，乳腺癌起病隐匿，常有无痛性乳房肿块，大多位置表浅，常与皮肤粘连致皮肤凹陷，腋下淋巴结常无痛感。超声检查示肿块回声密度较均匀，病灶边缘多呈蟹足样改变，病灶后方回声衰减较明显，部分见特异性微粒或簇样粗钙化灶。超声图像表现为边界不清、形态不规则的肿块影，呈蟹足样改变，内有多个细小钙化灶且血流丰富，血流多为Ⅱ～Ⅲ级且为穿入性，多普勒频谱形态以高阻型为主。乳腺癌腋下增大淋巴结呈圆形，常多个融合；而浆细胞性乳腺炎腋下增大淋巴结呈椭圆形，以单个多见，边界清。

治疗方面：患者乳房红、肿、热、痛症状严重，能迅速减轻炎症反应的常用药物有地塞米松、泼尼松等。如反复发作则手术治疗，肿块较大，或超过乳晕区以外反复发作者，应切除病变所累及的整个乳腺小叶。手术开始前可从病灶的远端向乳头方向轻轻按压肿块，观察乳头有无溢液，沿溢液导管注入亚甲蓝，使病变乳腺小叶着色，便于完整切除。乳头内陷者可加行乳头成形术。

笔记

病例点评

浆细胞性乳腺炎大多出现乳房肿块伴红肿，肿块迅速增大，病情进展快，彩超提示大多为低回声区，但是本例患者仅出现肿块，皮肤始终无红肿，肿块无明显变化趋势，彩超提示为低回声结节 4 级，未排除肿瘤。患者既往有多次纤维瘤手术史，根据检查及症状很容易诊断为肿瘤。所以本病例提示了浆细胞性乳腺炎的不典型性，病理是确诊依据。

根据穿刺病理报告请结合临床，必要时可完整切除病变组织后送病理检查以进一步明确诊断，提示存在有部分性质不确定，所以手术完整切除再做病理是必要的。再者，如果穿刺为大量炎性细胞，术前需定位低回声区、MRI 排除散在的病灶，术中需彻底切除炎性病灶，否则复发概率非常高。

（徐亚军）

参考文献

1. 娄永庆，陈红跃，蒋俊玲 . 浆细胞性乳腺炎的研究进展 [J]. 智慧健康，2021，7（8）：31-35.

2. 宋虎，程婧，肖芬 . 浆细胞性乳腺炎与乳腺导管内癌的超声及 MRI 影像特点观察 [J]. 中国 CT 和 MRI 杂志，2023，21（1）：95-97.

3. CONG Y，ZOU H，QIAO G，et al. Bilateral mammary duct ectasia induced by sulpiride-associated hyperprolactinemia：a case report[J]. Oncol Lett，2015，9（5）：2181-2184.

4. BARRA F，CENTURIONI M G，GUSTAVINO C，et al. Idiopathic granulomatous mastitis：the importance of summarizing the heterogenous evidence of the current literature [J]. J Invest Surg，2022，35（3）：721-722.

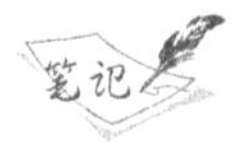

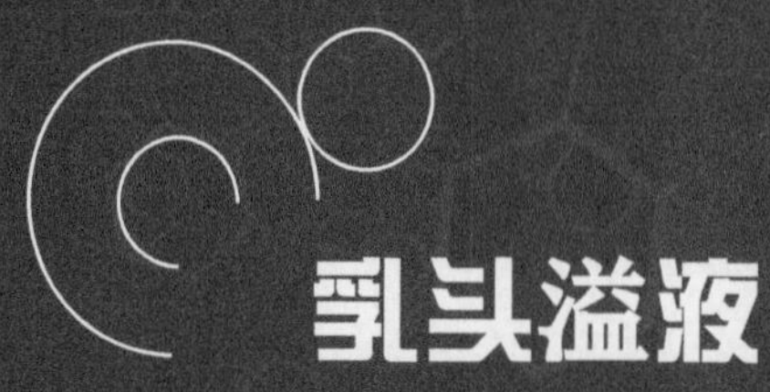

病例 4　乳头单孔血性溢液与导管内乳头状瘤 1 例

病历摘要

【基本信息】

患者女性，51 岁，因“发现乳头溢液 1 年余”入院。

现病史：患者 2019 年 5 月发现左侧乳头少量黄色溢液，就诊于某医院，查体肿块（–），乳腺彩超检查未见明确肿瘤，医生建议定期复查，患者未复查。2021 年初发现左侧乳头血性溢液，

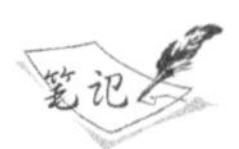

就诊于当地医院行全身检查，乳腺彩超提示多发结节（BI-RADS 3 级），建议患者进一步检查。

患者于 2021 年 7 月 1 日就诊于本院门诊，行乳腺彩超检查及乳腺钼靶检查，提示双乳多发结节，其中左乳 6 ～ 8 点位结节（BI-RADS 4 级），导管内病变？门诊行乳管镜检查提示左乳中央孔见导管内乳头状瘤？建议患者行手术治疗，故收入院。

【专科查体】

挤压左侧乳头中央孔大量溢液，呈黄色，右侧乳头无溢液。

【辅助检查】

乳管镜检查报告：左乳中央孔见导管内乳头状瘤？

乳腺彩超：左侧乳腺 6 ～ 8 点位低回声结节（BI-RADS 4 级），导管内病变？

乳腺 MRI（图 4-1）：左侧乳腺下象限、外象限多发点状、结节状、导管样强化，考虑为 BI-RADS 4 级，建议活检。

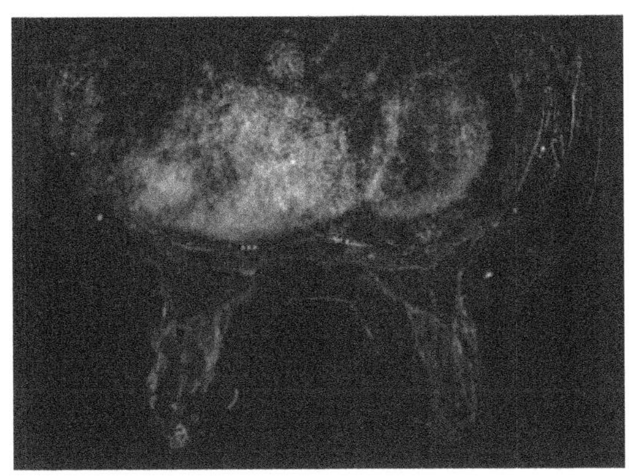

图 4-1　乳腺 MRI

【诊断】

①左乳溢液待查：导管内乳头状瘤？②左乳多发结节：纤维腺瘤？乳腺癌？

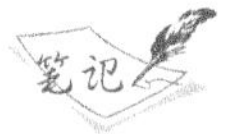

【治疗】

患者排除手术禁忌后于 2021 年 7 月 12 日在全身麻醉下行左乳病变区段切除术，从溢液乳管注射亚甲蓝约 1 mL，术中离断溢液导管时，乳头状瘤从导管内溢出（图 4-2），手术切除蓝染的区段及周围部分正常组织。术中快速病理提示左乳溢液区段组织、左侧乳头根部组织：乳腺多发性导管内乳头状瘤，部分区域导管上皮增生显著，局部基底结构欠清晰并呈出芽性生长，考虑伴有不典型增生，待石蜡及免疫组化进一步明确诊断。

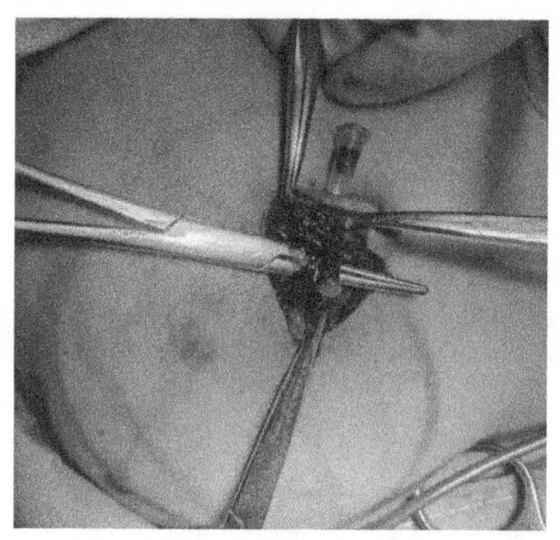

图 4-2　乳头状瘤从导管内溢出

病理诊断：乳腺纤维腺病伴纤维腺瘤形成，多发导管内乳头状瘤，部分导管上皮增生明显，部分导管上皮大汗腺化生，部分导管扩张，可见微钙化。

病例分析

乳腺导管内乳头状瘤是良性病变，约占乳腺全部良性病变的 5.3%、实性病变的 3%。根据解剖学部位和组织学特征将导管内乳头状瘤分为 2 型：中央型（单发）和外周型（多发）。中央型导

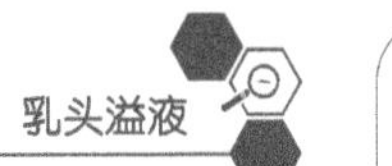

管内乳头状瘤起源于大导管，通常位于乳晕下，不累及终末导管小叶单位；外周型导管内乳头状瘤起源于终末导管小叶单位。本例患者为左侧乳头单孔溢液，行乳管镜检查：进镜 0.5 cm 处可见瘤体，完全阻塞管腔，说明本例患者分型为中央型。中央型导管内乳头状瘤临床症状多以单侧单孔乳头溢液为主，常为血性或浆液性。发现乳头溢液时，临床检查手段有乳管镜检查、乳管造影检查、乳头溢液的细胞学检查，其中以乳管镜检查最为准确直观。本例患者乳管镜检查可见明确肿瘤，手术时瘤体溢出导管，乳头根部组织切除后病理均提示导管内乳头状瘤，故诊断明确。导管内乳头状瘤是一种癌前病变，相关数据显示，不伴有非典型性病变的中央型导管内乳头状瘤继发乳腺癌的风险将增加 2 倍；伴有非典型性病变时，此类风险增加 5 倍。

鉴别诊断：①乳腺导管扩张：乳头溢液最常见的原因之一，溢液多为无色透明或淡黄色，合并炎症可混浊或为血性，但多为双侧乳头或多个导管开口溢液，乳管镜检查常可确诊。②乳腺癌：临床查体多表现为质硬肿块，多伴疼痛，边界不清，活动性差，多与皮肤粘连，晚期可出现乳房橘皮样改变、酒窝征及淋巴结转移相关症状。乳腺钼靶检查结节形状常不规则、边界呈毛刺样，伴或不伴有结节内部成簇钙化点。B 超检查常表现为不规则结节，内部回声欠均匀，边界不清，边缘呈角或蟹足样改变，内部可记录到血流信号。乳腺癌可有血性溢液表现。

病例点评

单孔乳头血性溢液常见于乳腺导管内乳头状瘤，有恶变风险，

临床治疗的关键在于早期诊断、早期手术。此病例的特点在于病理提示多发导管内乳头状瘤，即诊断乳腺导管内乳头状瘤病。即使是单孔溢液也有可能形成其他导管内乳头状瘤，手术仅切除主乳管部分（溢液导管）而不做区段切除，则术后复发的风险极高，所以临床手术切除要彻底。

导管内乳头状瘤患者在同侧、对侧复发的概率较高，所以术后需要定期复查，尽早发现，尽早治疗。

（高明娟）

参考文献

1. NI Y B，TSE G M. Pathological criteria and practical issues in papillary lesions of the breast-a review[J]. Histopathology，2016，68（1）：22-32.
2. 赵宏耀，苏体隆 . 乳腺导管内乳头状瘤 90 例临床分析 [J]. 中华普外科手术学杂志（电子版），2012，6（3）：316-318.
3. CHOI S H，JO S，KIM D H，et al. Clinical and imaging characteristics of papillary neoplasms of the breast associated with malignancy：a retrospective cohort study[J]. Ultrasound Med Biol，2014，40（11）：2599-2608.

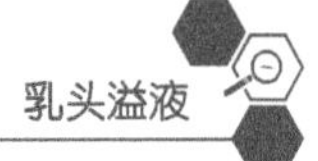

病例 5　双侧乳头多孔溢液病理提示多发导管内乳头状瘤 1 例

病历摘要

【基本信息】

患者女性，66 岁，因“体检发现乳腺肿块半月”入院。

现病史：患者半月前体检发现双乳肿块，无疼痛，局部皮肤无红肿，医生建议进一步检查。患者 2020 年 5 月 15 日就诊于北京某医院，乳腺超声：双侧乳腺增生，双侧乳腺结节（BI-RADS 3、4 级），双侧乳腺导管扩张。2020 年 5 月 19 日患者于我院门诊就诊，乳腺彩超：右侧乳腺 10 ～ 11 点位低回声结节（BI-RADS 4c 级）；左侧乳腺低回声区（BI-RADS 4a 级）；左侧乳腺 2 ～ 3 点位、11 点位低回声结节（BI-RADS 4 级），双侧乳腺低回声结节（BI-RADS 3 级）；双侧乳腺无回声结节（BI-RADS 3 级）；双侧乳腺导管扩张；双侧乳腺增生。门诊医生建议入院治疗。

既往史：否认肝炎、结核、疟疾等传染病病史，高血压病史 8 年，最高血压 190/80 mmHg，现口服硝苯地平缓释片（施慧达）10 mg，每日清晨 1 片；否认心脏病病史，否认糖尿病、脑血管疾病、精神疾病病史；13 年前因急性阑尾炎于当地医院行阑尾切除术；6 年前在北京某医院因输尿管结石行输尿管结石取石术。否认外伤史，否认输血史，否认药物、食物过敏史，预防接种史不详。

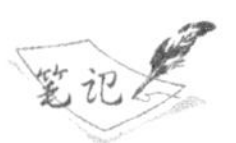

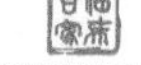

【专科查体】

双乳对称，双侧乳头无凹陷。双乳不均质感，未触及明确肿块。挤压双侧乳头，均可见多孔、少量淡黄色溢液，双侧腋下未触及明显肿大淋巴结。

【辅助检查】

乳腺超声检查：右侧乳腺10～11点位低回声结节（BI-RADS 4c级）；左侧乳腺低回声区（BI-RADS 4a级），左侧乳腺2～3点位、11点位低回声结节（BI-RADS 4级）；双侧乳腺低回声结节（BI-RADS 3级），双侧乳腺无回声结节（BI-RADS 3级）；双侧乳腺导管扩张；双侧乳腺增生。

乳管镜检查报告：沿右侧乳头3点位近中央孔、10点位及左侧乳头5点位溢液乳管进镜，入各级乳管，管壁光滑，管壁可见浆液性液，管腔内可见炎性絮状物，未见明确肿瘤；沿左侧乳头9点位溢液乳管进镜，入各级乳管，管壁光滑，进镜约6 cm处见肿瘤，位于Ⅱ级乳管分支末端，肿瘤完全阻塞管腔，余未见明显异常；沿左侧乳头2点位溢液乳管进镜，入各级乳管，管壁光滑，进镜约5 cm处见肿瘤，位于Ⅱ级乳管分支开口处，余未见明显异常。

初步诊断：①左侧导管内乳头状瘤？②双侧乳管炎？

乳腺MRI：右乳上象限强化肿块影，考虑BI-RADS 5级，建议外科会诊，必要时穿刺活检；左乳外下象限强化肿块影，考虑BI-RADS 4级，建议外科会诊；双侧乳腺散在点状强化，考虑BI-RADS 3级，建议定期复查；左乳多发T_1WI高信号，考虑为导管扩张（集体阅片讨论结果）。

【诊断】

双侧导管内乳头状瘤？

【治疗】

完善术前检查，于 2020 年 6 月 5 日在全身麻醉下行右乳肿块切除术 + 左乳外侧多区段切除术，术后患者恢复可。

术后病理：（左外下）乳腺增生症伴部分导管上皮增生明显，导管内乳头状瘤形成，局部细胞生长活跃，建议定期复查。（左 2 点、9 点位溢液导管区段组织）乳腺多发性导管内乳头状瘤伴乳腺硬化性腺病，部分腺体大汗腺化生，局灶腺体轻度不典型增生，建议定期复查。（右 10 ～ 11 点位）乳腺多发性导管内乳头状瘤，局灶上皮轻度不典型增生，建议定期复查。

病例分析

此病例因乳腺肿块就诊，在乳腺专科查体时发现双侧多孔淡黄色溢液，进一步完善乳管镜检查，发现导管内乳头状瘤，术后病理明确了诊断。

乳头溢液在乳腺疾病中较为常见，乳头溢液的常见性状有 7 种：乳汁样、黏稠样或凝块样、脓样、水样、浆液性、浆液血性或血性、淡绿色。此病例是双侧乳头多孔溢液，在日常诊治中较容易被忽视。引起双侧乳头多孔溢液的原因也有很多，如高催乳素血症和长期口服避孕药、抗抑郁药、胃药、降压药等，若无以上因素，日常诊治中，我们建议患者进一步完善乳管镜检查，排除是否有导管内乳头状瘤可能。

乳管镜检查是明确导管内乳头状瘤最主要的检查手段，正常的乳管镜下表现：管壁光滑；有光泽，富有弹性，呈淡红色，纤细薄薄的黏膜下纵向行走的微血管隐约可见。导管内乳头状瘤在乳管镜

下一般表现：乳管内可见红色、淡红色或红、白、黄相间的实质性占位，新生物表面光滑或呈小颗粒状，有的带细蒂，周围管壁光滑有弹性，导管内乳头状瘤往往可以在管腔内小范围前后移动。

此病例患者术后病理提示导管内乳头状瘤形成、局灶有轻度的不典型增生，可以考虑为癌前病变。导管内乳头状瘤大多数为良性肿瘤，少数有恶变风险，所以临床中一旦发现患者有导管内乳头状瘤，应建议患者行手术治疗，术后随诊。

病例点评

此患者首先发现乳腺肿块，经过仔细检查后发现有双侧乳头多孔溢液，且量少，这种症状在临床上容易被忽略，一般不推荐做乳管镜检查。因为是无主动流溢液，且是双侧多孔溢液，所以多数医生将其与内分泌失调联系。而此患者经过乳管镜检查诊断为多发性导管内乳头状瘤，并不单纯是多发肿块，这也是此病例的关键点，乳管镜检查决定了不同的术式和预后，避免了仅做肿块切除而遗留Ⅰ级、Ⅱ级导管内肿瘤的风险。所以，做好术前精准检查特别重要。

此病例右侧肿块术前 MRI 报 BI-RADS 级别为 5 级，病变的概率达 50%～95%，术后病理结果为乳腺多发性导管内乳头状瘤，局灶上皮轻度不典型增生。而左侧乳管镜检查做的区段切除术后病理结果为多处乳腺增生症伴部分导管上皮增生明显，导管内乳头状瘤形成，其中有一局部细胞生长活跃。由此可以看出，乳管镜检查成功筛查出潜在肿瘤，成功做了预防性切除，避免了瘤体的癌变风险，这更加突出了乳管镜检查的必要性。

（王雅静）

参考文献

1. 唐甜甜，李海平．乳头溢液的诊断与处理 [J]. 河北医药，2010，32（22）：3225-3226.

2. 杨素梅，徐鹰妮，孟敏君．无肿块性乳头溢液疾病的病因诊断及治疗 [J]. 齐齐哈尔医学院学报，2010，31（13）：2072-2073.

3. 吴祥德，董守义．乳腺疾病诊治 [M]. 2 版．北京：人民卫生出版社，2009：124.

4. 揣淑杰，周东光，党金环，等．单乳管乳头溢液手术治疗分析 [J]. 河北医药，2010，32（5）：602-603.

5. 邙建波，周冬仙，张雅媛，等．乳管镜指导下多孔乳头溢液 45 例的治疗 [J]. 山西医科大学学报，2009，40（11）：1028-1030.

6. 方庆全，付莉，黄红浪．乳头溢液细胞学检查的临床意义 [J]. 实用医技杂志，2008，15（31）：4397-4398.

7. 李雪梅，陈颖．乳腺导管造影检查对溢液性乳腺疾病的诊断 [J]. 哈尔滨医科大学学报，2009，43（5）：481-483.

8. 贾鹏起，包洪靖．乳腺导管造影对乳腺溢液性疾病诊断的临床价值 [J]. 医学影像学杂志，2010，20（10）：1456-1458.

9. 曹桂景，李桂华．乳腺导管造影术在乳腺导管内癌中的应用 [J]. 中华实用诊断与治疗杂志，2009，23（12）：1178-1180.

10. 王清源，赵枫，田亮．乳管镜诊治乳头溢液 290 例分析 [J]. 中国现代普通外科进展，2010，13（6）：485-486.

11. 朱敬军，张培礼，杨金喆，等．乳腺导管内窥镜在乳头溢液诊断中的临床应用 [J]. 内蒙古医学杂志，2010，42（9）：1060-1062.

12. 冯跃庆，王钟富，张志敏．乳头溢液 114 例乳管镜诊治 [J]. 郑州大学学报（医学版），2010，45（6）：1041-1043.

13. 余生林，贾磊．94 例乳头血性溢液的诊疗体会 [J]. 宁夏医学杂志，2010，32（12）：1262.

14. 毛永红，冯云晓，张宏伟，等．乳头溢液 592 例外科治疗分析 [J]. 山西医药杂志，2010，39（21）：1065.

15. 席春芳，高润芳，张亚芬．病理性乳头溢液 222 例临床分析 [J]. 山西医药杂志，2009，38（19）：931-932.

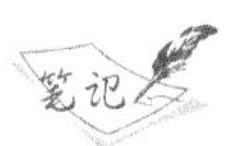

病例 6　乳头单孔清亮溢液与导管原位乳头状癌 1 例

病历摘要

【基本信息】

患者女性，53 岁，因“发现左侧乳头溢液 1 年”入院。

现病史：患者于 1 年前无意中发现左乳单孔溢液，量少，清亮，无红肿，无橘皮征，无酒窝征，行乳腺彩超提示左侧乳腺导管扩张，建议定期复查。1 个多月前自觉溢液量增多，遂就诊于我院门诊，行超声（血管器官）检查提示左侧乳腺乳导管扩张。钼靶：左乳乳腺影像报告数据系统 BI-RADS 3 级；右乳 BI-RADS 3 级。完善乳管镜提示左导管内乳头状瘤？建议手术。患者为行手术治疗住院。

既往史：甲状腺癌病史。

个人史：无特殊。

【专科查体】

双乳对称，皮肤正常，双侧乳头无凹陷，挤压双侧乳头见左乳单孔溢液，量中，淡黄色。触诊双乳不均质、结节感，双侧腋下未触及明显肿大淋巴结。

【辅助检查】

2023 年 7 月 18 日本院超声（血管器官）检查：左侧乳腺乳导管扩张。

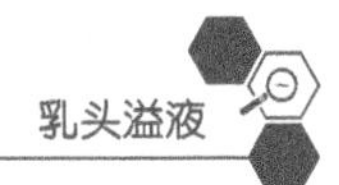

2023 年 7 月 18 日本院钼靶检查：左乳 BI-RADS 3 级；右乳 BI-RADS 3 级。

2023年8月10日本院乳管镜检查：左侧乳腺导管内乳头状瘤。

【诊断】

左乳溢液性质待查，导管内乳头状瘤？

【治疗】

患者除外手术禁忌，于全身麻醉下行左乳溢液病变区段切除术，范围自乳头根部至外上约 7 cm × 5 cm × 4 cm，外上触及质硬区域一并切除，切除组织常规送病理检查。

术后病理结果：（左乳溢液病变区段组织）乳腺多发导管内乳头状瘤，部分导管上皮普通型增生，部分导管扩张，局部导管上皮增生明显，建议加做免疫组化进一步除外不典型增生。

补充报告：（左乳溢液病变区段组织）乳腺多发导管内乳头状瘤，部分导管上皮普通型增生，部分导管扩张，局部导管上皮增生明显，补充免疫组化染色结果为 CgA（+），Syn（+），ER（+ ＞ 90%），PR（+ ＞ 90%），SMA（肌上皮减少），Ki-67（热点区 +10%），考虑为原位实性乳头状癌，镜下多灶，最大灶 0.3 cm × 0.2 cm。

病例分析

除乳房肿块和疼痛之外，乳头溢液是乳腺外科门诊患者的第三大常见症状。乳头溢液可见于良恶性病变，其中良性病理占半数以上，通常是来源于单一导管的病变。病理性乳头溢液是指自发的血性、浆液性或水样溢液。乳头溢液乳腺外因素有内分泌疾

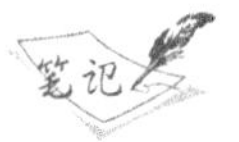

病、药物及垂体瘤等，乳腺自身原因造成乳头溢液常见原因有乳腺导管扩张症、乳腺囊性增生症、乳腺导管内乳头状瘤，乳管炎及乳腺癌，其治疗目前仍以外科导管病变切除为主。单纯乳头溢液，尤其非血性溢液，乳腺彩超及钼靶检查未提示异常，往往不予以重视，不予就诊。临床对于乳头单孔溢液或淡黄色溢液，均建议行乳管镜检查明确是否有乳腺导管内乳头状瘤。乳腺导管内乳头状瘤本身即为癌前病变，病程长的患者发生恶性病变概率明显增加。故早期诊断，早期治疗，避免发生恶变。多项研究表明乳头溢液患者年龄＞ 50 岁是乳腺癌发生的危险因素。相比乳腺彩超及钼靶，乳管镜检查可直观地观察乳腺导管内的情况，明确导管内是否有占位性病变，为是否需要手术提供依据。病理性乳头溢液发生乳腺癌的概率为 6% ～ 21%，所以即使是单纯溢液临床上也不容忽视。

原位实性乳头状癌是特殊类型的乳头状癌，既往归类于导管内乳头状癌，2012 年版 WHO 乳腺肿瘤分类将其归为乳头状癌中单独的一类。目前临床和病理学研究认为，原位实性乳头状癌是一种低级别乳头状导管原位癌变异型，具有进展为其他类型乳腺浸润性癌的潜能，但其预后较导管内乳头状癌好。原位实性乳头状癌好发于绝经后女性，其最典型的特征就是乳头溢液，通常伴有血性溢液，临床表现往往与乳头状瘤相似。原位实性乳头状癌在形态学方面与普通型导管增生较为相似，易与其相混淆，尤其在冷冻诊断时更具有挑战性。

对于 50 岁以上病理性乳头溢液，伴或不伴乳腺肿块及其他症状的患者，建议手术治疗，通过影像科、乳腺外科及病理科等多学科合作，尽早切除病灶，早发现早治愈。

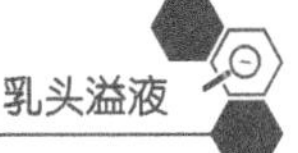

病例点评

目前，对于乳头溢液与乳腺癌之间的关系，大多数学者认为乳头出现血性溢液发生乳腺癌的概率高，一般出现清亮溢液主张观察。然而，本例患者的病例资料虽提示乳头出现自主清亮溢液但也有发生癌变的概率，仍需要高度重视，以免错过最佳治疗时机。在临床上不少患者发现乳头溢液却未重视，直到出现血性溢液才就诊。也有患者自述发现溢液曾就诊，做了彩超、钼靶检查，未发现异常，医生嘱其观察，这样的病例不在少数。至目前为止，部分三甲医院无乳管镜检查项目，更加需要关注，避免发生漏诊、误诊。

（赵峰霞）

参考文献

1. FILIPE M D，PATULEIA S I S，DE JONG V M T，et al. Network meta-analysis for the diagnostic approach to pathologic nipple discharge[J]. Clin Breast Cancer，2020，20（6）：e723-e748.
2. 赵梦，朱强，王文彦，等 . 138 例乳头溢液病例的临床特征分析 [J]. 中国医刊，2019，54（6）：648-650.
3. 周田芳 . 良恶性乳腺疾病乳头溢液的临床分析 [J]. 现代仪器与医学，2018，24（6）：145-146，151.
4. DOLAN R T，BUTLER J S，KELL M R，et al. Nipple discharge and the efficacy of duct cytology in evaluating breast cancer risk [J]. Surgeon，2010，8（5）：252-258.
5. 郑小草，葛荣，蒙伶俐，等 . 乳腺实性乳头状癌的临床病理研究 [J]. 中国癌症杂志，2014，24（3）：208-211.
6. 齐晓伟，姜军 . 2012 年第 4 版《WHO 乳腺肿瘤组织学分类》介绍 [J]. 中华乳腺病杂志（电子版），2012，6（5）：62-64.

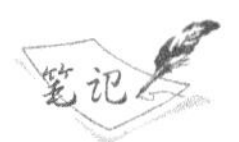

7. TAN B Y，THIKE A A，ELLISI O，et al. Clinicopathologic characteristics of solid papillary carcinoma of the breast[J]. Am J Surg Pathol，2016，40（10）：1334-1342.
8. 孙琨，严福华，柴维敏，等．乳腺恶性乳头状病变的 MRI 征象 [J]. 中国医学影像技术，2013，29（11）：1765-1768.
9. SARICA O，UIUC F，TASMALI D. Magnetic resonance imaging features of papillary breast lesions[J]. Eur J Radiol，2014，83（3）：524-530.
10. 张立英，皋岚湘，丁华野，等．乳腺实性乳头状癌临床病理分析 [J]. 临床与实验病理学杂志，2015，31（9）：971-975.

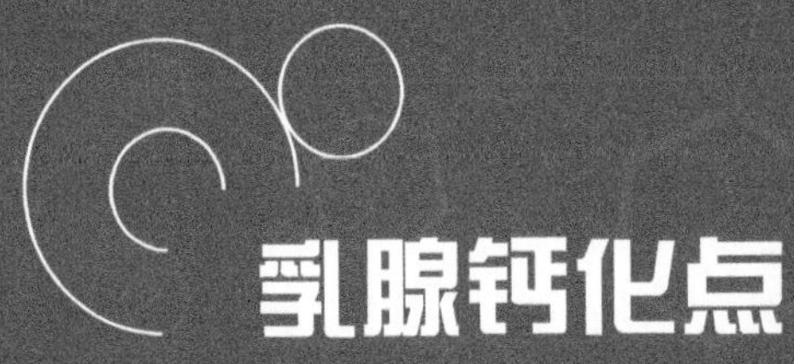

病例 7　双侧乳腺钙化与乳腺癌 1 例

病历摘要

【基本信息】

患者女性，55 岁，因“发现右乳肿块 1 个月”入院。

现病史：患者 2022 年 9 月无意中发现右乳肿块，约“红枣”大小，质硬，边界不清，皮肤无红肿，乳头无凹陷，挤压后乳头无溢液，于 2022 年 10 月 21 日在我院体检行乳腺彩超，结果提示右乳低回声结节（BI-RADS 5 级），左乳低回声结节（BI-RADS 3 级）。乳腺钼靶检查：右乳低回声结节（BI-RADS 5 级），左乳

低回声结节（BI-RADS 3 级）。门诊医生建议手术治疗。为行手术治疗门诊以“右乳癌？”收住院。

既往史：否认肝炎、结核、疟疾等传染病病史，否认高血压、心脏病病史，否认糖尿病、脑血管疾病、精神疾病病史。2006 年在我院因乳腺钙化点行双侧乳腺成簇钙化病变区段切除术，双侧钙化右侧成簇及散在钙化面积大于左侧。2009 年在我院行右侧乳腺肿块切除术，病理为良性。2015 年在我院行甲状腺大部切除术，术后口服左甲状腺素，未复查。2017 年患偏头痛、脑梗死、脱髓鞘，口服银杏片并行针灸治疗后好转。2020 年 4 月确诊为腰椎间盘突出症，理疗、针灸后好转。过敏性鼻炎 20 年，口服鼻炎康片后好转，反复发作。2019 年 5 月、2019 年 10 月有两次晕厥史，未查出病因。否认外伤史，否认输血史；头孢唑林钠过敏。否认食物过敏史，预防接种史不详。

【专科查体】

双乳对称，双侧乳头平行，双侧乳晕可见 3 cm 术痕。皮肤颜色正常，皮肤无红肿，乳头无凹陷，挤压后无乳头溢液，无橘皮征，无酒窝征。右侧 12 ～ 1 点位距乳头约 1 cm 处可触及肿块，大小约 2.5 cm × 2.0 cm，质硬，边界不清，活动差，与皮肤无粘连。左乳未触及明显肿块，双侧腋下及锁骨上下未触及异常肿大淋巴结。

【辅助检查】

2022 年 10 月 21 日乳腺钼靶检查（本院）：右乳低回声结节（BI-RADS 5 级），左乳低回声结节（BI-RADS 3 级），双侧腋下淋巴结肿大。

2022 年 10 月 21 日乳腺彩超（本院）：右侧乳腺结节（BI-RADS

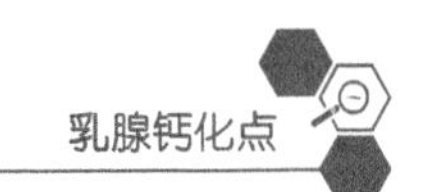

4c 级），双侧腋下不均质回声结节（多发），考虑淋巴结肿大。

2022 年 10 月 25 日 MRI（本院）：右侧乳腺内上象限肿块样强化灶，考虑 BI-RADS 5 级，建议穿刺活检或外科手术治疗，双侧乳腺多发点状、小结节样强化灶，考虑 BI-RADS 3 级，建议定期复查；显示层面双侧腋窝小淋巴结可见。

2022 年 11 月 5 日快速病理:（右上方）浸润性乳腺癌，局部见黏液，具体类型待石蜡及免疫标记进一步确认。

常规报告:（右侧上方多发）浸润性乳腺癌，非特殊类型，3 级（3+3+2=8 分），部分区域伴有微乳头状生长及大汗腺样、黏液样分化，肿瘤内及周围可见部分高级别导管原位癌成分（约占 20%），部分伴大汗腺样分化，肿瘤总范围约 3 cm × 2 cm × 2 cm；癌组织未累及乳头及皮肤，基底切缘未见癌；腋窝送检（右侧第 3 极、右侧腋窝）淋巴结内未见转移癌（分别为 0/6、0/1 及 0/6），（右侧胸肌间）送检为纤维脂肪组织，未见癌；其余乳腺组织呈纤维腺病改变，部分导管上皮增生，个别导管上皮伴大汗腺化生。

肿瘤细胞免疫组化：ER（–），PR（–），CK5（部分 +），Her-2（2+），Ki-67（热点区 +40%），P53（过表达，突变型），EMA（部分巢周 +），E-cadherin（+）。（左钙化区段）乳腺硬化性腺病伴纤维腺瘤形成趋势，部分导管上皮增生明显，少数伴普通型增生，另见多处微钙化灶。

免疫组化：CK5（导管上皮 +），P63（肌上皮细胞 +），SMA（肌上皮细胞 +），ER（不均匀 +），PR（不均匀 +），Her-2（1+），Ki-67（热点区 +5%）。

【诊断】

右乳浸润性乳腺癌。

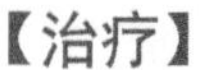

【治疗】

于 2022 年 10 月 26 日在全身麻醉下行右侧乳腺癌改良根治术及左乳钙化区段切除术，术后恢复良好。

病例分析

乳腺钙化是提示乳腺病变良恶性的重要依据。导致乳腺钙化的原因有很多种，组织发生退行性改变、坏死及钙盐沉积均可导致钙化灶。本文将据此探讨乳腺钙化在乳腺良恶性疾病中的诊断价值。

乳腺钙化是临床常见的乳腺病变，分为良性钙化和恶性钙化，前者通常是由钙质沉积导致，后者是由肿瘤坏死导致。有研究统计，40% 以上乳腺病变患者的病灶存在钙化表现。病灶钙化是部分患者诊断乳腺癌的唯一征象，早期明确乳腺内钙化灶性质，对及时发现和治疗早期乳腺癌具有重要的意义。参考美国放射学会推荐的 BI-RADS 分级，分析乳腺微钙化特征，包括以下内容：①微钙化形态，采用Le Gal分型方法分为Ⅰ型（环形）、Ⅱ型（规则细点状）、Ⅲ型（泥沙状）、Ⅳ型（不规则颗粒状）、Ⅴ型（蠕虫状）；Le Gal 等在报道中指出Ⅰ型的钙化点无恶性可能，Ⅱ型的钙化点涉及 20% 的恶性可能，Ⅲ型的钙化点涉及 50% 的恶性可能，Ⅳ型的钙化点涉及 70% 的恶性可能，而Ⅴ型的钙化点涉及几乎 100% 的恶性。如果钙化点聚集成簇，每 5 mm^2 内超过 10 个则恶性的可能增加。②微钙化大小，分成直径≤ 0.5 mm、＞ 0.5 mm 两类。③微钙化数量，分为≤ 10 个、11 ～ 20 个及＞ 20 个三类。④微钙化密度，分成平均较高和平均较低两类。⑤微钙化均匀性，

分为大小一致和大小不一两类。⑥微钙化密集度（N/S），分为≤ 10 个 /cm²、11 ～ 20 个 /cm² 和＞ 20 个 /cm² 三类。⑦微钙化分布，分不沿导管和沿导管两类。

微钙化形态分为粗颗粒型、细沙型、蠕虫型、线形分支型及混合型 5 种类型。①粗颗粒型钙化，多见于良性病变，而恶性病变相对少见。对散在分布、数目＜ 10 个 /cm² 的粗颗粒型钙化，可考虑良性病变；而对于簇状分布，钙化数目≥ 20 个 /cm² 的粗颗粒型钙化，应考虑恶性病变的可能。②细沙型钙化，表现为数量较多，细小、多形、密度不均，形如细沙，其恶性率高达 94.5%。良性病变也可表现为单纯细沙型钙化，但较稀疏。③蠕虫型钙化，表现为弯曲、直线样、分叉样，长约 1 mm，如“小虫”样，蠕虫型钙化比较少见，多与其他类型钙化混合存在或少量单独出现在病变内，一旦出现，恶性可能性较大，研究显示蠕虫型钙化乳腺癌患者的生存率低。④线形分支型钙化，表现为钙化沿乳腺导管生长，形如树枝状、线状，是恶性病变的可靠征象。亦可见于良性病变，但多呈直线状，密度较高；而恶性线形分支型钙化多呈弯曲线状，密度较低，长短不等。⑤混合型钙化，比较常见，数目较多，形态多样，密集度高，常伴腺体结构紊乱，一旦出现多为恶性病变。所有形态都能在良性、不确定和恶性的总体病理观点的标本中观察到。特别值得注意的是，点状颗粒并不局限于恶性标本。有文献报道当蠕虫样、小杆状、分叉状钙化数目＞ 5 粒 /cm²，甚至 2 ～ 3 粒 /cm² 时应考虑乳腺癌可能。莫任光曾在文献中报道患者虽仅有数颗钙化，但病理证实为恶性。实际工作中对可疑钙化的诊断不能局限于钙化本身，常需结合临床症状，如有无乳头溢液、凹陷及溢液的颜色等。本身存在成簇钙

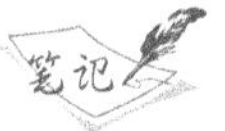

化点的患者乳腺癌发病率较高，即使手术切除，其周围散在钙化仍有发展为恶性的风险，乳腺癌中钙化的存在与预后联系密切。Qi 等对 409 例行保乳手术的乳腺癌患者研究发现存在钙化的患者局部复发率会增加 2.46 倍，尤其是钙化呈段样或线样分布的患者。Holmberg 等的研究表明与未钙化的患者相比，存在铸型钙化的患者同侧肿瘤复发的相对危险度是 16.4。即使术后仍需密切随诊，必要时尽早手术切除避免发展为恶性可能，本例患者成簇钙化切除后，其周围散在钙化点最终演变为浸润性乳腺癌。

病例点评

此病例的特殊在于右侧乳腺反复手术，最早呈现的成簇钙化面积大于左侧，尽管手术及时切除，但此后 3 年在钙化切除边缘再次出现肿块，病理倾向良性肿瘤，乳腺钼靶检查提示残余钙化无明显变化。左侧无明显钙化。此次就诊提示肿块伴钙化，周围散在钙化依稀可见，根据文献不能排除这些散在钙化是潜在的病变来源，所以对散在钙化也需要定期复查。

在临床上双侧同时出现钙化的患者不少见，大多经过仔细筛查后嘱以观察，并没有及时手术。需要提醒，双侧钙化不对称者或一侧钙化面积较大者建议积极手术切除钙化，避免潜在癌变风险。

（薛丽华）

参考文献

1. 王海英，张华伟，李乐平，等 . X 线钼靶摄影与超声诊断乳腺微钙化灶的对比研究 [J]. 中国现代普通外科进展，2008，11（5）：376-379.

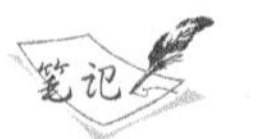

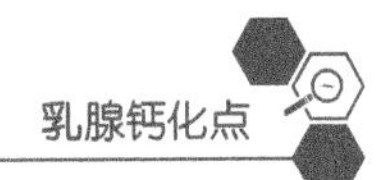

2. 陈妮，黄晓玲，李茂萍 . 乳腺良恶性病灶超声造影特征表现 [J]. 中华乳腺病杂志（电子版），2016，10（1）：25-28.

3. 孙红定 . 探讨钼靶定位对不可触及病变的乳腺微小钙化灶的应用价值 [J]. 世界最新医学信息文摘，2019，19（81）：203-204.

4. LE GAL M，CHAVANNE G，PELLIER D. Diagnostic value of clustered microcalcifications discovered by mammography（apropos of 227 cases with histological verification and without a palpable breast tumor）[J]. Bull Cancer，1984，71（1）：57-64.

5. 李晓光 . 彩超与钼靶 X 线诊断乳腺癌的对照研究 [J]. 影像研究与医学应用，2018，2（6）：57-59.

6. 梁晓燕，许建林，刘宝利，等 . 乳腺 X 线摄影微小钙化在乳腺良恶性疾病中的特点分析 [J]. 现代医用影像学，2014，23（3）：226-229.

7. 莫任光，苏佳娜，郭晓婷 . 乳腺钙化在乳腺疾病诊断中的价值 [J]. 国际医药卫生导报，2012，18（10）：1439-1441.

8. QI X，CHEN A，ZHANG P，et al. Mammographic calcification can predict outcome in women with breast cancer treated with breast-conserving surgery[J]. Oncol Lett，2017，14（1）：79-88.

9. HOLMBERG L，WONG Y N，TABÁR L，et al. Mammography casting-type calcification and risk of local recurrence in DCIS：analyses from a randomised study[J]. Br J Cancer，2013，108（4）：812-819.

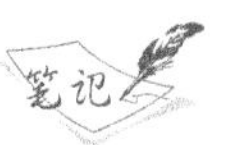

病例 8　植入奥美定假体呈现成簇钙化 1 例

病历摘要

【基本信息】

患者女性，55 岁，因“发现左乳钙化点 10 天”入院。

现病史：患者 10 天前体检行乳腺钼靶检查发现左乳成簇钙化点，未触及明确肿块。门诊行乳腺彩超：右侧乳腺多发无回声结节（BI-RADS 2 级），双侧乳腺导管扩张，双侧乳腺增生，双侧腋下淋巴结肿大。乳腺钼靶检查：左乳钙化（BI-RADS 4b 级），右乳钙化（BI-RADS 4a 级），双乳结节（BI-RADS 3 级），双侧腋下淋巴结肿大。门诊医生建议住院手术治疗。

既往史：2000 年在当地行双侧奥美定植入术。2011 年 3 月发现双乳多发结节，行双乳肿块微创旋切术 + 双侧奥美定取出术（未完全取出）。

【专科查体】

双乳对称，双侧乳头无凹陷，挤压后乳头无溢液。双乳不均质结节感。左乳 2 ～ 3 点位距乳头约 4 cm 处可触及肿块，大小约 2.0 cm × 1.5 cm，质韧，边界清，活动好。右乳 6 点位距乳头约 2 cm 处可触及肿块大小约 1.5 cm × 1.5 cm，质韧，边界清，活动好。双侧锁骨上下及腋下未触及异常肿大淋巴结。

【辅助检查】

乳腺彩超：右侧乳腺多发无回声结节（BI-RADS 2 级），双侧乳腺导管扩张，双侧乳腺增生。

乳腺钼靶检查：左乳钙化（BI-RADS 4b 级），右乳钙化（BI-RADS 4a级），双乳结节（BI-RADS 3级），双侧腋下淋巴结肿大。

乳腺 MRI：双侧乳腺腺体后方、右乳下象限、右侧胸壁异常信号，考虑为假体植入术后改变，请结合临床；双侧乳腺点状强化，考虑BI-RADS 3 级，建议定期复查；右乳头外下方异常信号，考虑 BI-RADS 2 级；双侧腋窝区小淋巴结。

【诊断】

①双乳假体（奥美定）植入术后；②左乳成簇钙化点待查：乳腺癌？

【治疗】

患者完善相关检查，排除手术禁忌，在钼靶引导下行钙化点定位及左乳钙化区段切除术 + 异物取出术，术中可见乳腺外缘及肌层仍有囊状假体残留。假体呈黄色玉米汁样胶冻状物液体，术中冰冻结果为良性。手术顺利，术后患者恢复可。

术后病理：（左乳钙化病变区段）乳腺纤维腺病，部分导管扩张，部分区域见蓝染无结构物，镜下可见异物、大量吞噬细胞和肉芽组织聚集，请结合临床。

病例分析

奥美定假体植入是将一种人工化学物质通过注射填充到乳房间隙起到丰满乳房作用的手术，通常注射隆胸所用的材料为聚丙

烯酰胺水凝胶，俗称人造脂肪，是一种无色透明类似果冻状的液态物质，其化学成分是亲水性聚丙烯酰胺水凝胶，由丙烯酰胺单体聚合而成，医学上主要是用作软组织的填充材料，这种聚合物虽无毒，但它能不能分解及分解后的单体在体内会不会产生一些聚丙烯酰胺单体应有的毒性症状是一个未知数。奥美定因成分不稳定，不宜作为注射用填充物。随着注入到人体内时间的推移，奥美定引起的并发症会越来越多，主要为硬结、局部肿块、感染、疼痛、肉芽肿、材料移位和乳房变形等。2006 年 4 月 30 日国家食品药品监督管理总局做出决定，撤销聚丙烯酰胺水凝胶医疗器械注册证，全面停止生产、销售和使用聚丙烯酰胺水凝胶。

本例患者因不适，行 2 次异物清扫术，术中见乳腺外缘及肌层仍有囊状假体残留。假体呈黄色玉米汁样胶冻状物液体，镜下可见异物、大量吞噬细胞和肉芽组织聚集。超声显示正常乳腺结构消失，回声不均；皮下、腺体内、腺体后、肌层、腋下及乳腺外缘弥散大小不等、形态不规则的混浊液性暗区；假体较聚集的腺体后间隙内、液性暗区内密集分布点絮状不均质回声，可见丰富的血流。术后病理显示为变性有异味的假体，并有大量的吞噬细胞和肉芽组织增生。

总之，无论何种隆乳术均为异物植入，对机体都有一定的侵害，因此随访观察必不可少。应对假体植入后乳腺结构的变化与病理改变做出及时有效的评估，为假体的清除与保留提供依据。

病例点评

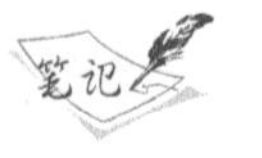

本病例最值得探讨的点首先在于奥美定假体在人体内随着组

织间隙流向各处，术前需要判断假体存在的层次。第一次手术前在彩超下看到大部分假体在后间隙，所以打开后间隙取出假体。第二次手术在导丝定位下才发现少部分假体在肌肉组织间隙内。所以对层次判断准确才能彻底清除假体，减少手术次数。其次，随着时间的推移，奥美定假体表现为逐渐坏死或者变质，在影像上显示出成簇钙化。所以，对有假体植入的患者表现出的成簇钙化需要综合判断。

（薛丽华）

参考文献

1. 李春莲，祝玉祥．奥美定注射隆乳术后并发双侧乳腺癌1例[J]. 实用妇科内分泌电子杂志，2020，7（17）：130，138.
2. 鲁开化，刘会省，金宝玉．聚丙烯酰胺水凝胶注射隆乳术后并发硬结的原因及其处理[J]. 中国美容医学，2006，15（10）：1142-1144.
3. 杨苓山，孙建忠，吴劲．经乳晕切口治疗聚丙烯酰胺水凝胶注射隆乳术后并发症：附16例报告[J]. 中国美容整形外科杂志，2001，18（1）：52-53.
4. 李立威，刘成胜，谢海波．经乳晕Ω形切口行乳房聚丙烯酰胺水凝胶取出术疗效探讨[J]. 中国美容医学，2020，29（5）：62-66.

病例9　不典型短小粗颗粒钙化为乳腺导管内癌1例

病历摘要

【基本信息】

患者女性，58岁，因“体检发现右乳钙化点5个月”入院。

现病史：患者5个月前在我院体检，乳腺钼靶检查发现右乳钙化点，自查未触及明确肿块，皮肤无红肿，乳头无凹陷，挤压后乳头无溢液。乳腺钼靶检查：右乳少量钙化点（BI-RADS 3级），右乳（BI-RADS 3级）。3个月前于我院行乳腺彩超：双乳多发低回声区，考虑BI-RADS 4a级，右乳低回声结节（BI-RADS 3级），右乳导管局限性扩张。

既往史：2010年在某医院行右乳肿块切除术，术后病理为纤维腺瘤；2013年在某医院行左乳肿块切除术，术后病理为良性。

【专科查体】

双乳对称，双乳皮肤颜色正常，无橘皮样改变，无酒窝征，双侧乳头无凹陷。双乳未触及明显肿块。挤压双侧乳头无溢液。双侧腋下及锁骨上未触及异常肿大淋巴结。

【辅助检查】

乳腺增强MRI：双侧乳腺对称，外形光整，腺体呈多量型，双侧乳头未见凹陷。双侧乳腺轻度背景实质强化。增强扫描后右侧乳腺外下象限可见一类圆形强化灶，直径约0.5 cm，时间－信号强度曲线呈上升型。双侧乳腺见多发点状、小结节样长T_1、长

T_2信号影，增强扫描后明显强化，双侧腋下未见明显增大淋巴结。印象：右侧乳腺外下象限异常强化，考虑 BI-RADS 3 级；双侧乳腺多发点状、小结节样异常强化，考虑 BI-RADS 3 级。

乳腺彩超：双侧乳腺腺体厚度正常，左侧乳腺未见明确占位性病变。双侧乳腺导管不扩张。于右侧乳腺 12 点位乳头旁见 0.56 cm × 0.42 cm 的低回声结节，形态规则，边界清，内回声均匀，CDFI 示未见明确血流信号。双侧腋下未见异常肿大淋巴结。检查提示右侧乳腺低回声结节（BI-RADS 3 级），双侧乳腺增生。

乳腺钼靶检查：双侧乳腺呈少量腺体型，双乳未见明确肿块影，右乳外下方见数粒簇集样钙化点。双侧皮肤、乳头影无异常。双侧腋下未见异常肿大淋巴结影。印象：左乳（BI-RADS 3 级），右乳（BI-RADS 3 级）。

【诊断】

①乳腺结节；②右乳钙化：乳腺癌？

【治疗】

因右乳钙化点仅 8 粒，形状短小，呈颗粒样分布，术前先行右乳钙化点钼靶引导下导丝定位，后在全身麻醉下行右乳钙化区段切除术。术中冰冻病理：右乳钙化病变区段组织考虑乳腺导管内癌，待石蜡及免疫组化进一步明确。术后病理：（右乳钙化病变区段组织）乳腺导管内癌，大小为 0.7 cm × 0.7 cm × 0.3 cm，免疫组化结果为 CK5（–），ER（+90%），Her-2（0），Ki-67（+10%），P53（–），P63（+），PR（+10%），SMA（+）。（右乳 11 ～ 12 点位病变区段组织）乳腺纤维腺病伴部分导管扩张。遂行右侧乳腺癌保乳术 + 前哨淋巴结活检术，术中前哨淋巴结阴性，术后病理：（右）乳腺纤维腺病，个别导管上皮实性增生、大汗腺化生，部分区域见

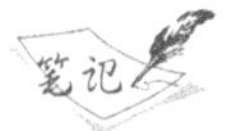

急慢性炎细胞浸润，多核巨细胞反应；乳腺内、外、上、下、前及基底切缘均未见癌。免疫组化结果：CK5（+），ER（+80%），Her-2（0），Ki-67（+2%），P63（+），PR（+5%）。（右侧前哨）淋巴结未见转移癌（0/1）。术后予以放疗、内分泌治疗。

病例分析

乳腺导管原位癌是一种非浸润性乳腺癌，预后较好，若不治疗，约 35% 的患者在 10 年内可发展为浸润性癌。随着乳腺钼靶检查的普及，乳腺原位癌的检出率呈逐年上升趋势。原位癌的本质为癌细胞累及上皮全层、仅局限在导管内尚未突破基底膜的肿瘤，没有向间质发生浸润，其肿块切面有不太明显的实性、小结节状或颗粒区。粉刺型可见到管腔内淡黄色坏死，挤压有粉刺样的溢出物，属于早期乳腺癌。癌组织局限在乳腺导管内，并未扩散至正常组织，局灶的手术切除可达临床治愈。大多数乳腺原位癌在临床上触及不到明确肿块，超声未探及低回声肿块，70% 的乳腺原位癌是通过乳腺钼靶检查发现了呈泥沙样成簇分布或者沿导管走行方向呈区域性分布的微小钙化灶。彭竹琴等研究报道，早期乳腺癌钙化的乳腺钼靶检查检出率为 30% ～ 50%。恶性钙化是早期乳腺癌乳腺钼靶检查中一个重要征象，大多数表现为大小不均、染色浓淡不均，且大多表现为短小颗粒状，通常是密集成簇分布。钙化点的数目≥ 15 个 /cm^2 的高度怀疑乳腺癌。当癌肿位于较大导管时，以细沙型为主。本例患者钙化点呈线状分布，提示病变来源于一个导管及其分支，多数为原位癌。钙化点呈段样分布时，提示病变来源于一个叶或一个段叶上的多灶癌。对于

簇状钙化，良性和恶性均有可能，有 20% ～ 50% 的乳腺癌会表现为乳房的簇状钙化，有 10% 的乳腺癌是以簇状钙化为唯一的临床表现，乳腺超声、MRI、临床查体可能没有任何病灶显示。此患者因乳腺钼靶检查发现少量短小钙化点（约 8 粒），遂行钼靶导线定位钙化点切除术，术后病理提示为乳腺原位癌，遂行保乳术。早发现、早治疗，因此取得了较好的治疗效果。

病例点评

此病例术后病理为导管原位癌，术前乳腺钼靶检查发现的这种短小颗粒状钙化与典型乳腺癌细沙样成簇钙化完全不同，在日常门诊检查中发现此类钙化依然不能忽视，因为乳腺钼靶检查报告可能报 3 级，意味着可以观察，如此病例。所以诊断时要特别慎重，仔细阅片、结合彩超检查以提高诊断准确性，达到早发现、早治疗的目的。MRI 在钙化点诊断上无特异性，无诊断意义。

此病例未选择在钼靶下穿刺活检而直接在导丝定位下行区段切除活检术，主要是考虑钙化点面积集中、较小，且为短小钙化颗粒，不易穿刺到位且取材受限，影响病理诊断的精准性。

（薛丽华）

参考文献

1. 彭竹琴，杨智 . 乳腺钼靶 X 线联合血清 CA153、CEA 及 OPN 水平检测对乳腺癌早期诊断灵敏度和准确率的影响 [J]. 中国妇幼保健，2018，33（20）：4779-4782.
2. 陆小燕 . 常规超声、超声弹性成像和钼靶 X 线技术联合诊断乳腺癌的可行性分析 [J]. 中国合理用药探索，2018，15（9）：64-66.

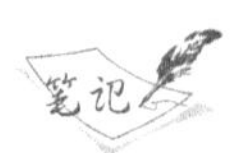

病例 10　簇状钙化伴血性溢液 1 例

病历摘要

【基本信息】

患者女性，38 岁，因“发现右乳头溢液 1 年余”入院。

现病史：患者于 2019 年 11 月发现右乳头单孔少量溢液，无色，就诊于当地某医院，行乳腺彩超检查提示右乳结节，乳腺钼靶检查未见异常，建议患者行乳管镜检查，未执行。2020 年 11 月于当地体检，提示右乳多发结节，未治疗。患者于 2021 年 4 月发现乳头溢液变成淡红色，于当地某医院行乳腺导管造影检查，提示右侧主乳管扩张，分支导管显影欠规则，请结合临床，建议患者手术治疗。患者为进一步治疗就诊于本院门诊，行乳管镜检查提示导管内乳头状瘤，建议患者手术治疗。

既往史：无急性乳腺炎病史，无乳腺癌家族史。

【专科查体】

右乳增大，触及右乳外上象限增厚并结节感，挤压右侧乳头可见单孔大量暗红色血性溢液，左乳无特殊。

【辅助检查】

乳腺彩超：右侧乳腺 12 点位距乳头 4 cm 处见 0.50 cm × 0.28 cm 低回声结节，形态规则，边界尚清，内回声尚均匀，未见血流信号。另于 9 点位距乳头 6 cm 处见 0.48 cm × 0.30 cm 低回声结节，形态规则，边界尚清，内回声尚均匀，未见血流信号。另于 9～10 点位距乳头 7 cm 处见 1.5 cm × 0.44 cm 低回声结节，形态略欠规则，

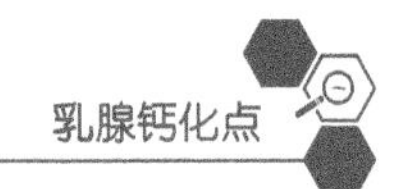

边界欠清，内回声尚均匀，周边探及点状血流信号。于右侧乳腺9～10点位近乳腺边缘见4.04 cm×1.41 cm低回声区，形态略欠规则，部分边界欠清，内回声欠均匀，周边及内部探及较丰富血流信号。于左侧乳腺3点位距乳头3 cm处见1.08 cm×0.29 cm低回声结节，形态规则，与导管相通，边界尚清，内回声均匀，未见血流信号。另于11～12点位距乳头1 cm处见0.55 cm×0.25 cm低回声结节，形态规则，边界尚清，内回声尚均匀，未见明确血流信号。提示：①右侧乳腺低回声区（BI-RADS 6级）；②右侧乳腺9～10点位低回声结节（BI-RADS 4级）；③双乳低回声结节（BI-RADS 3级）。

乳腺MRI：右侧乳腺外上象限非肿块样强化灶，病灶最大截面大小约8.79 cm×3.52 cm×5.63 cm（前后径×左右径×上下径），考虑BI-RADS 5级。

乳腺钼靶检查：右乳可见大量的簇状钙化。

右乳穿刺活检病理：（右外上象限近、远端）乳腺纤维腺病，部分导管上皮增生显著，考虑伴有不典型增生。

免疫组化：（右外上象限近、远端）乳腺纤维腺病，部分导管上皮增生显著，呈实性、筛状或乳头状，CK5（导管上皮细胞–，肌上皮细胞+），ER（+95%），PR（+70%），Her-2（1+）。Ki-67（+10%），SMA（肌上皮细胞+），P63（肌上皮细胞+），考虑伴有低级别导管内癌。

【诊断】

右侧乳腺导管内癌。

【治疗】

于2021年6月30日在全身麻醉下行右侧乳腺癌保乳术+前

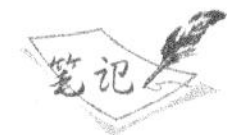

哨淋巴结活检术，术中快速病理：前哨淋巴结（–）;（右侧乳腺癌保乳标本）乳腺组织广泛的导管原位癌伴小叶癌化，是否有浸润待石蜡多取材进一步明确，标本内切缘、外切缘脂肪组织制片欠佳，未见明确癌；标本前切缘、下切缘未见癌；标本上切缘、基底切缘导管内癌距切缘＜1 mm，切缘未见癌；乳头上、下切缘导管内癌距切缘＜0.5 mm，切缘未见癌；乳头内切缘处见少许游离肿瘤细胞。因患者乳头溢血，行右乳保留乳晕的腺体切除术＋溢液导管部分乳头切除术＋扩张器植入术。

病例分析

乳头溢液是乳腺疾病的常见症状，可分为生理性溢液及病理性溢液。生理性溢液是指妊娠和哺乳期的泌乳现象，口服避孕药或镇静药等引起的双侧乳头溢液，以及绝经后女性单侧或双侧的少量溢液等。病理性溢液是指非生理情况下，与妊娠、哺乳无关的一侧或双侧来自一个或多个导管的自然溢液，间断性、持续性的从数月到数年者。引起病理性乳头溢液的主要疾病有乳腺导管内乳头状瘤、乳腺导管扩张症、乳腺囊性增生症和乳腺癌。

1. 乳腺导管内乳头状瘤

乳腺导管内乳头状瘤大部分发生在一级导管内，少部分在二级导管内，是引起浆液性或血清样溢液的最常见病变。患有乳头状瘤的女性中，大约一半的患者其溢液是血性的，而另一半是浆液性的。乳头状瘤应当与乳头状增生区分开来，后者累及终末小叶单位，也能够引起乳头溢液。中央型乳头状瘤包括树突状或叶状的纤维血管，其表面被覆上皮细胞，带蒂，与导管壁相连。被

覆的上皮细胞有两种类型，内衬的立方形或柱状细胞和覆盖于下方的肌上皮细胞。体检发现有 1/3 的病例是实质性肿块，有时乳头状瘤非常接近乳头，在乳头导管开口处可以见到。可选择的治疗是乳管区段切除。

2. 乳腺导管扩张症

乳腺导管扩张症常累及多支导管，临床特征：扩张部位常位于乳晕区，乳头内陷，常见干酪样、黏稠的、牙膏样的乳头溢液。多个导管出现黏稠乳汁样液或其他异液的患者常被诊断为乳腺导管扩张症，一般不需要治疗。

3. 乳腺囊性增生症

乳头溢液为水样或淡黄色，乳痛与月经周期有关，经前加重，经后减轻或消失。两侧乳腺内可触及散在且多个大小不一的结节，伴触痛。若没有恶性征象，需定期检查。

4. 乳腺癌

浸润性或非浸润性乳腺癌都可引起乳头溢液。在大多数研究中，导管原位癌是造成近 10% 的单侧乳头溢液的原因。大约 1/3 有症状的原位癌表现特征为单独的乳头溢液或合并肿块或合并佩吉特病。随着乳腺钼靶检查的应用，非浸润性乳腺癌的检出数量逐渐增加。诊断为导管内癌或浸润性乳腺癌的患者若具有乳头溢液的症状，乳头切除为整个手术治疗的一部分。

此患者的初步诊断为导管原位癌。近年来，乳腺癌的发病率逐年上升，随着大众健康意识的崛起，DCIS 发现的概率也明显升高，且好发于中青年女性，但 DCIS 是一种非浸润性肿瘤，仅限于导管基底膜内，因此早期的鉴别诊断十分重要。乳头血性溢液伴簇状钙化多见于导管内乳头状瘤恶变后，5% ～ 15% 的血性溢液

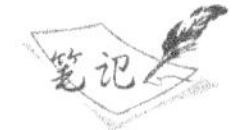

是由乳腺癌引起的，50 岁以上血性溢液的患者 50% 以上是乳腺癌。钙化是 DCIS 的常见表现，癌细胞快速生长增殖，肿瘤血管及纤维组织高速增生，钙盐沉积形成微钙化。而乳腺钼靶检查能早期发现触及不到甚至无明显临床表现的 DCIS，准确反映乳腺内病变位置和病灶形态。因此，手术的完整切除是治疗的关键。年轻女性更要以切除彻底为第一要素，其次考虑外观，最终考虑安全因素，此患者选择了腺体切除 + 扩张器植入，治疗完善后行乳房重建。

病例点评

此患者初发症状是乳头单孔无色溢液，最初就诊时彩超提示有结节，乳腺钼靶检查未发现异常，没有及时行乳管镜检查，未重视。1 年 5 个月后发现血性溢液。此时钼靶影像上显示大片的簇状钙化，提示乳腺癌可能性大；乳管镜检查提示导管内乳头状瘤。最终术后病理提示导管内癌，发展至 8.79 cm × 3.52 cm × 5.63 cm（前后径 × 左右径 × 上下径），需切除大面积腺体。如果能尽早进行乳管镜检查，早发现、早切除，则治疗简单，也不至于最后要切除腺体并再造，手术创伤大、费用高。

从时间轴上可以看出病情进展的速度（从单孔无色透明溢液到血性液 1 年多时间），这对我们研究疾病的演变有着非常重要的意义，因为乳腺癌筛查方案中 3 年或 2 年一检查的项目存在风险，有待改进。另外在筛查指南中也无乳管镜检查项目，需要重视。此病例当引以为戒，今后在临床上看到单孔无色溢液患者需慎重，避免延误最佳的治疗时机。

（高明娟）

参考文献

1. 孟伟 . 68 例乳头溢液临床回顾性研究 [D]. 济南：山东大学，2007.
2. 梁栋，于洋，吕峰，等 . 双侧乳腺导管内癌并乳头溢液 4 例临床分析 [J]. 中华实用诊断与治疗杂志，2015，29（2）：175-176.
3. CUTULI B，LEMANSKI C，FOURQUET A，et al. Breast-conserving surgery with or without radiotherapy vs mastectomy for ductal carcinoma in situ ：French survey experience[J]. Br J Cancer，2009，100（7）：1048-1054.

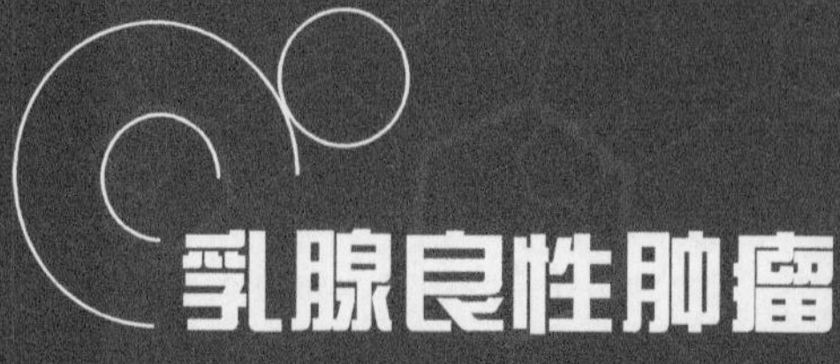

病例 11　高度可疑恶性病理证实为不典型增生 1 例

病历摘要

【基本信息】

患者女性，35 岁，因“发现左乳肿块半月余”入院。

现病史：患者于 2022 年 4 月底无意中发现左乳肿块，约“枣”样大小，未伴明显疼痛不适，就诊于我院门诊，行乳腺彩超提示“左侧乳腺低回声包块（BI-RADS 4a 级）；右侧乳腺低回声结节

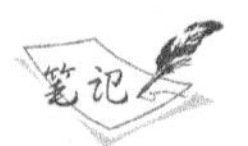

（BI-RADS 3 级）；双侧乳腺增生”，建议手术，患者为行手术治疗入院。

【专科查体】

双乳对称，双乳皮肤无红肿、无橘皮样改变，双侧乳头无凹陷，挤压双侧乳头可见多孔溢液，淡黄色，量中等。左乳 1～3 点位乳头旁可触及一大小约 3.0 cm × 1.5 cm 包块，质韧，边界尚清，形态尚规整，活动度好；右乳 9 点位距乳头约 3 cm 处可触及一大小约 1.2 cm × 0.6 cm 结节，质韧，边界清，形态规整，活动度好；余双乳未触及明确结节。双侧腋下未触及异常肿大淋巴结。

【辅助检查】

乳腺 MRI：左乳头平面距乳头后约 1.25 cm 处占位性病变，考虑 BI-RADS 5 级，建议穿刺活检或外科手术治疗；双侧乳腺多发点状、小结节强化影，考虑 BI-RADS 3 级，建议定期复查；双侧腋窝多发淋巴结并部分淋巴结稍增大。

乳腺彩超：左侧乳腺低回声包块（BI-RADS 4a 级）；右侧乳腺低回声结节（BI-RADS 3 级）；双侧乳腺增生。

乳管镜：左乳导管内乳头状瘤？右侧乳管炎。

【诊断】

①左乳肿块：导管内癌？导管内乳头状瘤？②阑尾切除术后；③剖宫产术后。

【治疗】

入院完善检查，于全身麻醉下行左乳溢液病变区段切除术。

术后病理：（左乳肿块及病变导管溢液区段组织）乳腺增生症伴导管内乳头状瘤，局部导管上皮不典型增生，肿块大小为 2 cm × 1.5 cm × 1.5 cm。免疫组化：Actin（局部 +），CD10（部分 +），

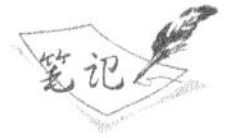

CK34βE12（+），CK5/6（+），E-cadherin（+），ER（+5%），Her-2（1+），Ki-67（+20%），P120（膜+），P63（部分+），PR（+60%）。

病例分析

乳腺导管内乳头状瘤是临床上较常见的乳腺疾病，在乳腺良性肿瘤中，发病率约为 20%，乳头溢液和乳腺肿块是乳腺导管内乳头状瘤的主要临床表现，溢液性质可以表现为血性、褐色、淡黄色或清亮无色等。乳腺导管内乳头状瘤虽然属于良性肿瘤，但仍然有转变为乳腺癌的概率，文献报道导管内乳头状瘤的癌变率为 1.93% ～ 14.84%，治疗以手术切除为主。

乳腺不典型增生也叫非典型性增生，是疾病从良性改变到恶性病变的中间站，因此也称之为癌前病变，细胞组织出现了一定程度的异型性上皮细胞形态和结构，与乳腺癌有着密切的关系。导管上皮不典型增生转变为癌的概率是 50%，近年来，由于女性的生活、工作压力增大等多种因素，乳腺增生、乳腺肿瘤的发生率逐年上升，且逐渐年轻化，因此早发现、早诊断、早干预，避免乳腺不典型增生演变为癌尤为重要。

病例点评

本病例患者为年轻女性，出现乳腺结节伴乳头溢液，乳腺 MRI 提示左乳头平面距乳头后约 1.25 cm 处占位性病变，考虑 BI-RADS 5 级，高度可疑恶性，后经病理证实为导管内乳头状瘤

伴局部导管上皮不典型增生。说明在影像片上导管内乳头状瘤的性质有进展时其形态也有变化，即癌前病变的结构变化，而非恶性表现，所以具有一定的借鉴作用。

临床及乳管镜检查初步诊断导管内乳头状瘤，说明检查全面的必要性。对于乳头溢液患者还是主张乳管镜检查，相对于其他检查更精准，有助于早期发现，早期手术治疗，降低恶变的概率。

（赵峰霞）

参考文献

1. HOLLEY S O，APPLETON C M，FARRIA D M，et al. Pathologic outcomes of nonmalignant papillary breast lesions diagnosed at imaging-guided core needle biopay[J]. Radiology，2012，265（2）：379-384.
2. MACGROGAN G，TAVASSOLI F A. Central antypical papillonmas of the breast：a clinicopathological study of 119 cases[J]. Virchows Arch，2010，443（5）：609-617.

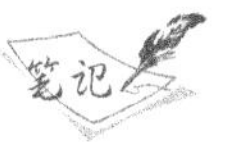

病例 12　乳头部位导管内乳头状瘤 1 例

病历摘要

【基本信息】

患者女性，44 岁，因“发现左侧乳头溢液半年”入院。

现病史：患者发现左侧乳头增大，溢液半年，门诊建议行乳管镜检查，提示乳头处导管内乳头状瘤，建议患者手术。

既往史：右侧乳腺导管内乳头状瘤病史，无乳腺癌家族史。

【专科查体】

左乳头肿胀，内可触及肿块，大小约 1.3 cm × 1.2 cm × 1.2 cm，质韧，边界清，瘤体似突出于乳头，挤压可见血性溢液。

【辅助检查】

乳管镜检查：沿左侧乳头 11 点位溢液乳管进镜，溢液乳管开口处增宽，似破溃，入主乳管，肿瘤位于主乳管内，完全阻塞管腔，肿瘤呈不规则状，黄色，进镜 1 cm 后无法继续进镜。

乳腺彩超：左乳头肿胀内可触及肿块，大小约 1.3 cm × 1.2 cm × 1.2 cm，质韧，边界清。

乳腺 MRI：左乳外下象限非肿块样强化，考虑 BI-RADS 3 级，建议定期复查；双侧乳腺散在点片状强化影，考虑 BI-RADS 3 级，建议定期复查；左乳头区异常信号，考虑为良性，建议定期复查。

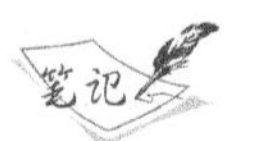

术后病理：（左侧）乳头导管内乳头状瘤，部分区域导管上皮

增生显著伴普通型增生，局部伴不典型增生。免疫组化：CK5（少部分导管上皮细胞 –，肌上皮细胞 +），SMA（肌上皮细胞部分 +），P63（肌上皮细胞 +），ER（+85%），PR（+10%），Her-2（部分1+），Ki-67（+5%），P53（–）；局部病变紧邻切缘，建议密切随诊。

【诊断】

左乳导管内乳头状瘤。

【治疗】

排除手术禁忌后于 2021 年 7 月 26 日在全身麻醉下行左乳溢液病变区段切除术，因乳头状瘤位于乳头内，致乳头增大，突出乳头表面，遂行部分乳头切除术并进行乳头修整术，手术切除了病变区段及周围部分正常组织。术中快速病理结果：左乳溢液病变区段组织乳腺导管内乳头状瘤，左副乳内肿块为纤维腺瘤，左乳头肿瘤不能完全除外不典型增生，待石蜡及免疫组化明确性质是否有微浸润。

病例分析

乳腺导管内乳头状瘤（intraductal papilloma，IP）是常见的发生于乳腺大导管或扩张乳管内的真性良性肿瘤，好发于 40 岁左右曾有生育的女性。多数认为 IP 是一种良性疾病，很少发生恶变，但位于小导管的多发性 IP，常认为是一种癌前病变，随着年龄的增长其肿瘤生物学特性随之发生变化。本例患者导管内乳头状瘤位于乳头部位，属于中央型导管内乳头状瘤，瘤体肉眼可见，行乳管镜检查，发现肿瘤完全堵塞乳头，MRI 检查可见乳头处肿瘤边界清晰，患者行乳头部分切除术 + 乳腺病变区段切除术，完

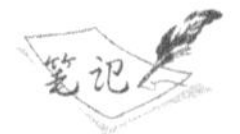

整切除肿瘤及周围部分正常组织，术后病理诊断提示伴有不典型增生。

导管内乳头状瘤是一种含纤维血管轴心的乳头上皮性肿瘤，表面衬覆上皮细胞伴 / 未伴肌上皮细胞，可发生在乳头至乳腺的终末导管小叶单位，病变性质可以是良性、不典型性或恶性。伴不典型增生的乳头状瘤或导管原位癌，有时也被称作不典型乳头状瘤，不典型增生和 DCIS 都是用来描述乳头状瘤内部的新生细胞群，这种病变在周围性导管内乳头状瘤患者中更加常见。AH 的成分可通过多种角度进行描述，有学者定义 AH 是新生的肿瘤细胞群，直径≤ 3 mm，DCIS 则＞ 3 mm；也有研究认为这些病变均是原位乳头状癌。

目前认为，病变导管区段切除手术是乳头溢液最为可靠的诊疗手段，病理性溢液者应首选手术治疗。诊断导管内乳头状瘤的患者时，女性年龄超过 45 岁，病史较长，肿块体积较大，具有血性溢液者，应予以重视并考虑癌变的可能，建议术中行快速病理检查，若提示恶变则建议行乳腺的单纯切除术，但对于伴有不典型增生的导管内乳头状瘤采取区段彻底切除的方式即可。

病例点评

本例患者特殊在乳头状瘤生于乳头导管内，镜下明确直观，导管内乳头状瘤伴不典型增生，癌变概率高。手术重点是需要将乳头处病变切除彻底，减少复发概率。

目前在学术层面针对乳头溢液是否选择乳管镜检查是有争议的，本病例提示了乳管镜检查的必要性，尤其对于乳头、大导管

内触诊不易发现的肿瘤是一个很好的诠释，避免了漏诊、误诊及盲目手术。

对于病理伴有 AH 的患者行病变区段的切除术即可，乳头部分保留，切除瘤及其周围组织，可保留患者的乳房，外形美观。

（高明娟）

参考文献

1. 王秀英，袁烨 . 乳腺导管内乳头状瘤的核磁共振影像诊断分析 [J]. 影像研究与医学应用，2021，5（9）：183-184.
2. 吴华聪，高迎飞，李少英，等 . 病变导管选择性腺叶切除术对病理性乳头溢液的疗效分析 [J]. 中外医学研究，2019，17（15）：16-18.

病例13　乳腺导管内乳头状瘤与假体直面相遇1例

病历摘要

【基本信息】

患者女性，49岁，因“发现左侧乳头溢液1月余”入院。

现病史：患者1个月前无意中发现左侧乳头多孔溢液，自查未触及明确肿块，皮肤无红肿，乳头无凹陷，无酒窝征。2022年9月26日就诊于某医院，乳腺彩超示左侧乳腺多发导管扩张，双侧乳腺假体植入术后。乳腺钼靶检查：双侧假体植入术后，假体边缘密度不均；左乳头后下方条片状不对称影，请结合病史及超声；左侧腋窝小淋巴结。乳管镜下：左乳导管内乳头状瘤？左侧乳管炎？因有假体，在某院术前谈话中涉及假体破裂取出，患者放弃手术，前来我院。

既往史：1998年在当地医院行剖宫产术。2010年在当地医院行双侧假体植入术。否认肝炎、结核、疟疾等传染病病史，否认高血压、心脏病病史，否认糖尿病、脑血管疾病、精神疾病病史，否认外伤史，否认输血史，对青霉素过敏，预防接种史不详。

【专科查体】

双乳对称，双侧乳头无凹陷，左侧乳头可见多孔淡黄色溢液，右侧乳头无溢液，双乳触及假体。双侧锁骨上下及腋下未触及异常肿大淋巴结。

【辅助检查】

2022 年 9 月 26 日乳腺钼靶检查（外院）：双侧乳腺假体植入术后，假体边缘密度不均；左乳头后下方条片状不对称影，请结合病史及超声；左侧腋窝小淋巴结（图 13-1）。

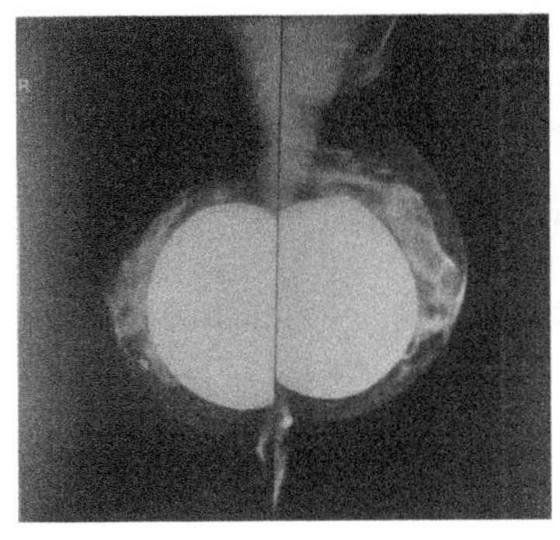
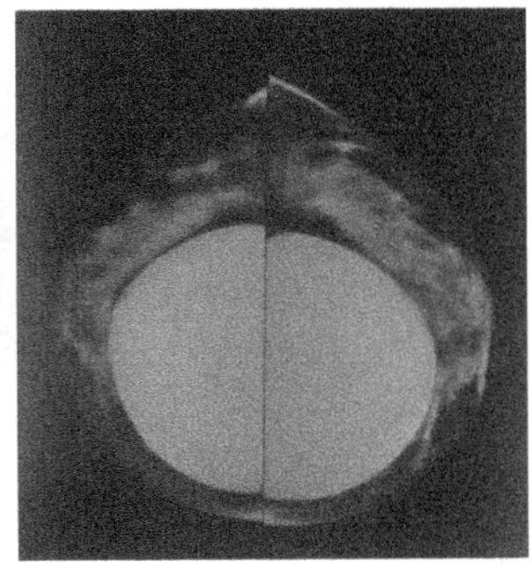

图 13-1　乳腺钼靶检查

2022 年 10 月 27 日乳管镜检查（本院）：左乳导管内乳头状瘤？左侧乳管炎？

2022 年 11 月 1 日乳腺增强 MRI（本院）：双侧乳腺假体植入术后。双侧乳腺外形光整、左右对称，双侧乳腺腺体至胸壁见淡片状等 T_1 信号，压脂 T_2 呈低信号，双侧正常腺体受压前移，呈术后改变。左侧乳腺局部导管略增粗，双侧乳腺可见散在点状、小类圆形短 T_1 信号影，增强扫描未见强化。双侧乳腺重度背景实质强化。双侧乳腺余腺体内见多发点状、描点状强化灶，信号均匀，时间 – 信号强度曲线呈流入型、平台型，病灶第 120 秒强化率大于 120%，ADC 值不能有效获取，平扫不能突出显示。延迟增强扫描双侧乳腺见条片状延迟强化灶考虑为背景实质强化。显示层面双侧腋窝区可见多个小淋巴结，短径小于 1 cm。印象：双侧乳腺假体植入术后改变，双侧乳腺重度背景实质强化，双侧乳腺多发点状、描点状强化灶，考虑 BI-RADS 3 级，建议定期复查；

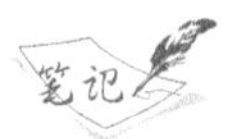

双侧乳腺散在短 T_1 信号影，考虑 BI-RADS 2 级，囊性病变，显示层面双侧腋窝小淋巴结可见。

2022 年 11 月 1 日乳腺彩超定位（本院）：右侧乳腺低回声结节（BI-RADS 3 级），左侧乳腺管腔内低回声结节，导管内病变？左侧乳腺导管扩张（上述定位于体表）。

【治疗】

在全身麻醉下行左乳溢液病变区段切除术，术后恢复好。

术后病理：左侧乳腺溢液区段乳腺导管内乳头状瘤，周围乳头组织导管扩张，个别导管上皮大汗腺化生。

病例分析

本例患者溢液与假体并存，文献未见报道假体与溢液之间有相关性。术前患者有保留以往 MRI 检查提示此假体属硅胶，并发现假体位于胸大肌前方，即硅胶假体与乳腺管腺体关系紧密，有损伤硅胶的可能，手术有难度。但导管内乳头状瘤一般病变范围较小，位于乳头后方一级导管内，结合术前乳管镜、彩超检查结果，于乳晕旁做弧形切口，显露出被亚甲蓝溶液着色的部位，近乳头根部结扎病变乳管，在蓝染导管及所在腺体组织切除前先予以探查，分离腺体直至显露假体。此步骤需仔细操作才能避免损伤硅胶假体，避免假体破裂、渗漏，手术取得较好的治疗效果。

病例点评

随着美学的发展及患者对乳腺外观的要求，乳腺假体植入与

乳腺疾病相关联的病例越来越多，介绍此病例的诊治对后期有相关性的病例有参考意义。此病例特殊性在于假体与乳腺腺体后方紧密相连，患者要求保留假体的完整性，所以有一定的手术风险。如何避免假体损伤并将瘤体完整切除是手术关键。手术前从 MRI 判断有溢液扩张的导管位置，与假体间距，尽可能地降低风险。术前结合彩超、MRI 及溢液管的位置预测切除的范围及方向，需要对假体的接触面有个大致的判断。

术中的步骤最为关键，在游离腺体时判断假体的位置深浅至关重要，因有亚甲蓝染色，术区视野与假体色接近（图 13-2），容易误伤。所以应将腺体尽可能高地提起并钝性游离，可以避免损伤。

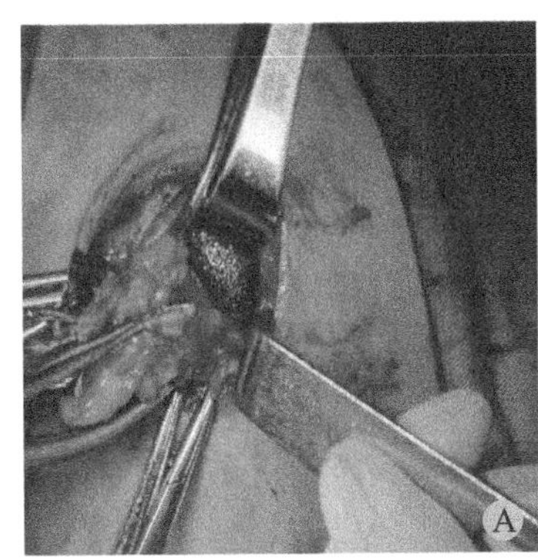

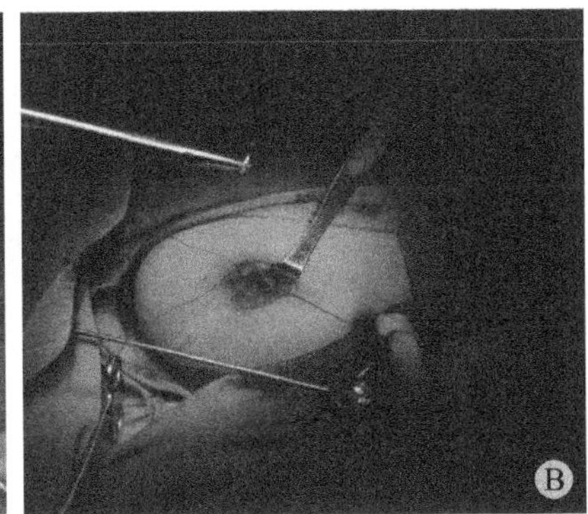

图 13-2　术中

（薛丽华）

参考文献

1. 斯岩，王水，肇毅. 乳管镜诊治乳头溢液 980 例分析 [J]. 江苏医药，2012，38（21）：2531-2533.
2. 郭涛，许彬，陈耀坤，等 . 乳头溢液 128 例外科治疗体会 [J]. 临床普外科电子杂志，2014（4）：23-25.

病例 14　乳腺腺肌上皮瘤伴不典型增生 1 例

病历摘要

【基本信息】

患者女性，65 岁，因“体检发现右乳肿块 3 周”入院。

现病史：患者 2021 年 3 月底于当地县医院体检行乳腺彩超提示“右侧乳腺不均质低回声（BI-RADS 4b 级），双乳囊性回声（BI-RADS 2 级），右侧腋窝低回声团（考虑淋巴结）”，建议手术。患者自查不能触及，乳房无红肿，无疼痛，乳头无凹陷，为行手术就诊于我院门诊。以“乳腺肿瘤”收住院。

既往史：1995 年行阑尾切除术。

【专科查体】

双乳对称，双侧乳头无凹陷，挤压双侧乳头未见溢液。右乳 1～3 点位可触及一大小约 3.0 cm × 2.5 cm 的片状增厚区，质稍韧，无触痛，表面欠光滑，活动度可，边界不清，与皮肤、胸壁无粘连，余双乳未触及明显肿块。双侧腋下未触及明显肿大淋巴结。

【辅助检查】

乳腺彩超：右乳低回声包块（BI-RADS 4a 级）。

乳腺钼靶检查：左乳（BI-RADS 2 级）；右乳（BI-RADS 3 级）；左侧腋下淋巴结肿大。

乳腺 MRI：右侧乳腺内上象限非肿块样强化灶，考虑 BI-RADS

5 级；双侧乳腺多发结节状强化灶，考虑 BI-RADS 3 级；右乳内上象限囊性病变，考虑 BI-RADS 2 级。

【诊断】

①右乳肿块：乳腺癌？②阑尾切除术后。

【治疗】

患者完善检查，于局部麻醉下行右乳肿块切除术，术中乳腺组织中可触多个结节：大者约 2.0 cm × 1.0 cm，小者约 0.8 cm × 0.6 cm，实性，可见包膜，质略硬。术中快速病理提示“乳腺组织部分导管上皮增生明显，不除外导管内乳头状瘤，是否有不典型增生及癌变待石蜡及免疫组化进一步明确”。

术后病理：乳腺腺肌上皮瘤，多灶，大者 0.8 cm × 0.5 cm × 0.3 cm，小者 0.1 cm × 0.1 cm × 0.1 cm，部分结节融合，边界不规则，周围局灶导管上皮增生明显，部分导管上皮不典型增生，建议密切随诊。

免疫组化结果：CD10（少数 +），CK5/6（+），E-cadherin（+），ER（+50%），Her-2（0），Ki-67（+5%），P63（−），P53（−），PR（+50%），SMA（+）。

病例分析

乳腺腺肌上皮瘤是由肌上皮和腺上皮细胞同时增殖组成的肿瘤，两种细胞可呈管状结构，类似于一般腺瘤，内层为上皮细胞，外层为肌上皮细胞，但分布不均，临床比较少见，大多数为良性，有复发倾向；少数为恶性，可有转移。乳腺腺肌上皮瘤见于成年女性，发病年龄不一。临床上常可触及无痛、单发、有边界的实

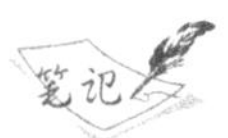

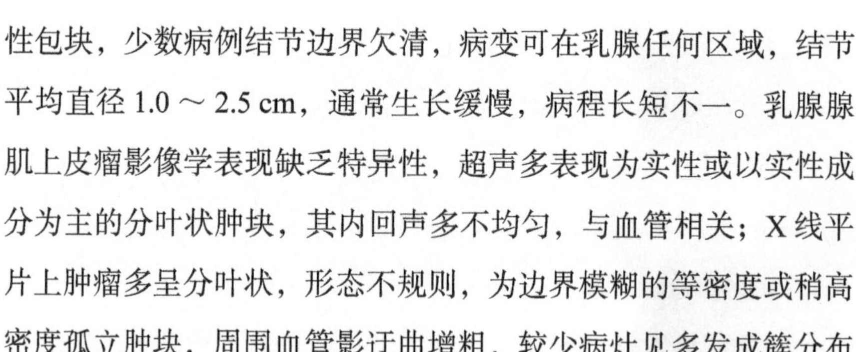

性包块，少数病例结节边界欠清，病变可在乳腺任何区域，结节平均直径 1.0 ～ 2.5 cm，通常生长缓慢，病程长短不一。乳腺腺肌上皮瘤影像学表现缺乏特异性，超声多表现为实性或以实性成分为主的分叶状肿块，其内回声多不均匀，与血管相关；X 线平片上肿瘤多呈分叶状，形态不规则，为边界模糊的等密度或稍高密度孤立肿块，周围血管影迂曲增粗，较少病灶见多发成簇分布的中心密度稍低的小片状钙化。

大多数乳腺腺肌上皮瘤是良性的，通常预后较好。当原发肿瘤未完全切除时，可局部复发，单次或多次复发主要与肿瘤是否完全切除及病变是否具有卫星结节有关，因此建议局部扩大切除。如果组织学检查提示切除不充分，或周围导管见到增生病灶，则可考虑再次切除及活检，并依据病理结果做进一步判断，如证实有恶变，则应进行乳房切除及腋窝淋巴结清扫。

病例点评

乳腺腺肌上皮瘤临床比较罕见，临床表现、影像学等数据有限，确诊需依靠组织病理学。一般术后复发概率高，此病例术后复查良好，关键在于术前彩超定位完善、术中切除彻底。

（赵峰霞）

参考文献

1. HAMPERL H. The myothelia（myoepithelial cells）. Normal state，regressive changes，hyperplasia，tumors[J]. Curr Top Pathol，1970，53：161-220.

2. 张帆，姜军，杨新华. 乳腺腺肌上皮瘤诊治体会（附 6 例报告）[J]. 中国普外基础与临床杂志，2003，10（2）：156-157.

笔记

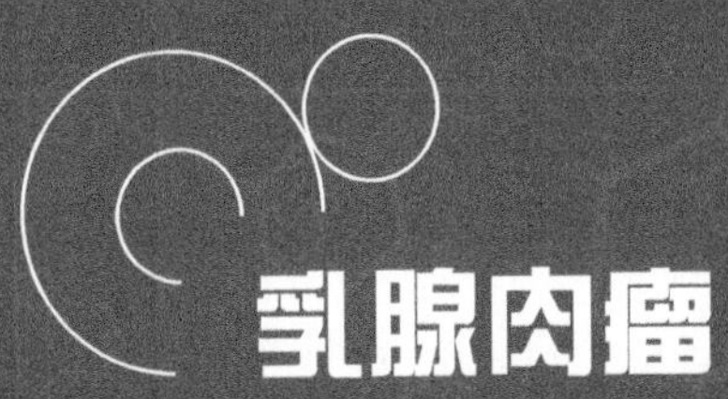

病例 15　乳腺巨大叶状肿瘤伴出血感染并伴瘤综合征 1 例

病历摘要

【基本信息】

患者女性，32 岁，因“右乳巨大肿块 1 年余”入院。

现病史：1 年多前发现肿块约“枣”样大小，其间在当地个体门诊口服中药、针灸治疗，效果差，乳腺肿块有逐步增大趋势。近 2 个月肿块增长较快，未重视。1 个月前来我院就诊时右

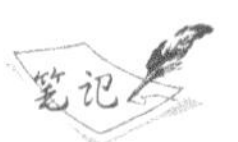

乳巨大肿块近篮球状大小，呈外翻性生长，外下乳晕处皮肤破溃出血伴脓性分泌物。逐渐出现走路困难、重心不稳，严重影响睡眠，其间反复出现低血糖症状并伴晕厥多次。此次门诊就诊评估病情后行右乳巨大肿块穿刺，病理提示右乳穿刺乳腺组织形态符合纤维上皮性肿瘤，间质细胞丰富，类型考虑叶状肿瘤。即刻收住院。

既往史：3 年前此部位有 2 次手术史，术后病理均为乳腺纤维腺瘤。

【专科查体】

患者呈恶病质状态，消瘦，精神差，双乳不对称。右乳可见巨大肿块，大小约 26 cm × 25 cm × 16 cm，内侧近中线，下方肋弓上两指，外侧到腋中线，外上到腋皱褶，质硬，边界欠清，活动度差；右乳头瘤体表面可见多处大面积破溃、出血，有脓性分泌物，有异味，乳头被挤压至瘤体内下方（图 15-1）。左乳皮肤颜色正常，无橘皮样改变，乳头无内陷，未触及明显肿块。挤压双侧乳头无溢液。双侧腋下及双侧锁骨上下未触及异常肿大淋巴结。

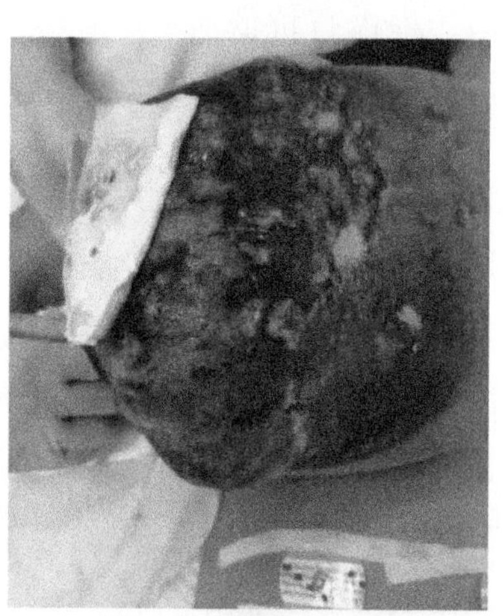

图 15-1　右乳瘤体表面

【辅助检查】

胸部 MRI：右侧乳腺巨大不规则软组织密度影，大小约 143 mm × 188.5 mm，其内密度不均匀，CT 值约 23.6 HU，边界尚清，右侧胸廓严重受压（图 15-2）。

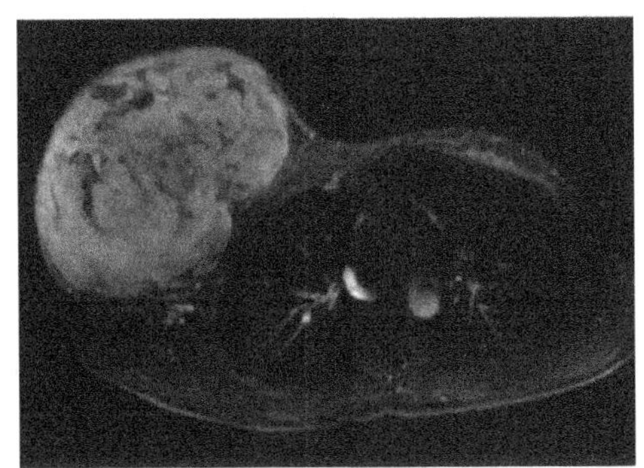

图 15-2　胸部 MRI

【治疗】

瘤体破溃处时常出血不止，需要加压止血。住院时患者有低蛋白血症、贫血、电解质紊乱、局部感染。经过观察、监测及多科室会诊发现巨大肿瘤分泌“肽类”物质，导致出现自发性低血糖，积极行抗低血糖休克处理。行营养支持及纠正电解质紊乱，局部换药清洁，完善术前准备后于住院第 4 天在全身麻醉下行右乳单纯切除术（巨大肿瘤）+ 自体皮肤岛状皮瓣旋转移植 + 皮肤整形手术治疗（图 15-3、图 15-4）。术中因搬动瘤体出现多次低血压。瘤体血供丰富，血管粗大且纵横交错，易出血。手术顺利。瘤体切除后血压、血糖指标即刻恢复正常。

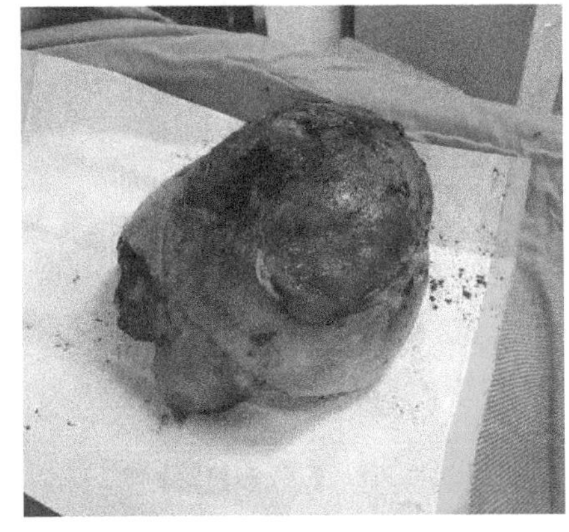

图 15-3　切除的右乳巨大瘤体

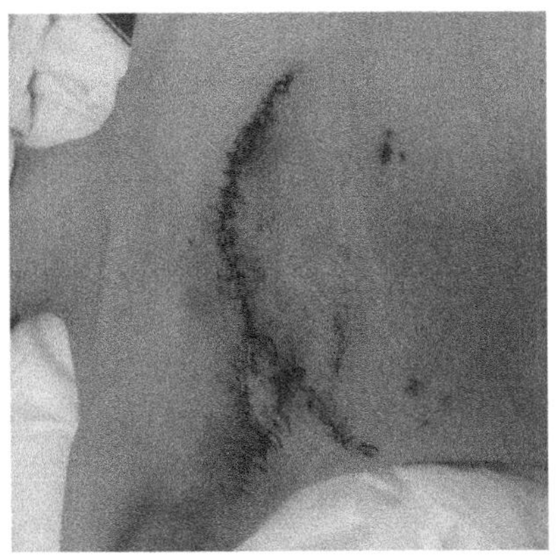

图 15-4　右乳术后

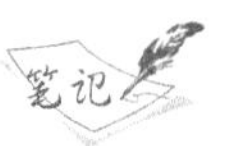

术后病理：

肉眼所见：①（右侧）切除乳腺组织，大小为 24 cm × 23 cm × 16 cm，上附皮肤，面积 35 cm × 30 cm，皮肤大部分破溃，破溃面积 25 cm × 19 cm，乳头直径 1.0 cm，无明显内陷；切面皮肤下可见一不规则肿块，大小为 23 cm × 22 cm × 15.5 cm，呈灰白色，实性，鱼肉样，部分区域可见出血，部分区域呈胶冻样，质中。②（右侧下方皮肤切缘）灰白间灰褐色皮肤组织 1 块，大小为 10 cm × 1.5 cm × 0.4 cm，质韧。

光镜所见：（右侧）乳腺叶状肿瘤伴出血、坏死，大小为 23 cm × 22 cm × 15.5 cm，局灶浸润性生长，核分裂象 2 个 /10 HPF，考虑为交界性，乳头及皮肤切缘均未见病变；送检（右侧下方切缘）皮肤组织未见肿瘤。

免疫组化结果：Actin（肌上皮 +），CD10（+），CK（腺上皮 +），ER（+60%），Her-2（0），Ki-67（+5%），P63（肌上皮 +），PR（+40%），Vimentin（+）。

病例分析

乳腺叶状肿瘤（breast phyllodes tumor，BSP）曾被称为乳腺肉瘤，是由腺上皮成分和间叶组织混合组成的一种少见的乳腺肿瘤，只占乳腺肿瘤的 1%。1982 年 WHO 提出本病的组织学分类是“叶状肿瘤”，并分为良性、临界病变和恶性三类。本病病因尚不明确，一般认为与乳腺纤维腺瘤有着相似的发病因素，主要与雌激素分泌和代谢紊乱有关。

临床特点：①虽然本病可发生于任何年龄的女性，但在中年

女性中最常见；②起病隐匿，进展缓慢，主要表现为无痛性肿块，病史较长，但一部分患者可表现为短期内迅速增长；③肿块多为单侧，位于外上象限；④肿块多硬韧，边界清楚，活动度大，呈球形或结节状，有时因肿块巨大可使皮肤变薄、发亮、局部静脉怒张，少有乳头内陷或溢液，无皮肤溃破或溃疡，也未与胸壁粘连；⑤易复发，常在切口处复发，且在短期内生长迅速；⑥个别患者有伴瘤综合征。

检查流程：①穿刺细胞学检查：因肿瘤在不同部位其间质细胞增生或异形程度不同，另外囊性肿瘤其瘤细胞多在囊壁上。② X 线钼靶检查：可见大小不一的病灶，为圆形或椭圆形，可有分叶，边缘光滑，密度均匀，皮下脂肪完整。③ B 超检查：可见肿块呈分叶状，与周围组织界限清楚，回声分布不均匀，有囊腔及高回声间隔，实质区血供丰富。以上检查均无较强的特异性诊断。故主张手术时常规做冷冻切片，在不同部位切取肿瘤组织，做连续切片检查。

病理特点：① BSP 是由乳腺异常增生的间质细胞和腺上皮所组成。根据间质细胞的丰富程度、细胞异形和核分裂的多少分为良性（属巨纤维腺瘤）、低度恶性和恶性 3 种。按组织学可分为Ⅰ级（轻度间变）、Ⅱ级（中度间变）、Ⅲ级（重度间变）。是一种临界性或低度恶性肿瘤。②多数瘤体巨大，呈结节状，为有包膜和边界清楚的肿瘤，但包膜常不完整，切面呈鱼肉状，内有分叶状裂隙和囊腔。在瘤缘处可见指状新生物外突，侵入邻近组织，如切除不够广泛，则有较早引起局部复发的倾向。

治疗经验：①先做乳房肿块的局部切除，然后术中送冷冻切片检查。如为 BSP，肿瘤直径小于 2 cm 者行肿瘤单纯切除术、区

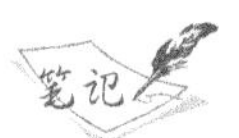

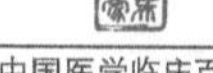

段切除术即可，如肿瘤超过 3 cm 应行局部扩大切除或乳房单纯切除。②如为低度恶性可行乳房单纯切除或乳腺癌改良根治术。③如肿瘤恶性程度为Ⅱ级以上并侵犯胸肌筋膜，应行乳腺癌根治术。④本病对放疗及化疗均不敏感。

病例点评

此患者为 32 岁女性，既往有乳腺纤维腺瘤手术史，本次初发时误以为乳腺纤维腺瘤，拒绝手术。最初采取保守、观察及中医药方式治疗，效果不明显。乳腺肿瘤逐步增大，未重视，近期因增长较快出现走路困难、重心不稳才就诊，此时已错过最佳治疗时期。在临床上对于复发的“乳腺纤维腺瘤”应持慎重态度。尤其对在原切口多次复发且增长快的肿瘤应及时穿刺以明确诊断。

此患者的特点为后期巨大瘤体合并伴瘤综合征出现后病情变危重，瘤体分泌大量胰岛素样肽类物质，导致患者反复出现低血糖并晕厥多次，当地医院对反复低血糖未予重视和及时治疗，未关注到巨大瘤体合并伴瘤综合征的出现，致使各项指标下降，险些发生生命危险。

随着肿瘤增长，分泌的肽类物质逐渐增多，致患者反复出现低血糖，此时持续补充的糖又促进了肿瘤的快速增长，而快速增长的肿瘤又分泌更多的肽，由此形成恶性循环，迅速加剧了对患者的身体消耗。所以，快速纠正各项指标的同时及时手术是最佳方案。

（侯利华）

参考文献

1. 王慧，王翔，王成锋．乳腺叶状肿瘤的临床预后分析 [J]. 中华肿瘤杂志，2015，37（12）：923-927.
2. 芦佳，杜红文，张毅力．基于巨大乳腺叶状肿瘤及巨大乳腺化生性癌的 MRI 表现与病理对照分析 [J]. 实用放射学杂志，2019，35（10）：1695-1697.
3. 张子辰，谭玉培，张董晓，等．巨大乳腺交界性叶状肿瘤诊治一例 [J]. 实用肿瘤杂志，2023，38（1）：66-69.
4. 毕晓峰，宣立学，高纪东，等．99 例乳腺叶状肿瘤的临床诊断方法分析 [J]. 中国肿瘤临床，2018，35（10）：541-543.
5. 黄克强，唐华，黄秋霞，等．乳腺叶状肿瘤伴肿瘤内癌 131 例汇总分析 [J]. 诊断病理学杂志，2022，29（12）：1156-1159.
6. 高晓倩，蒲倩，张志轶，等．乳腺巨大交界性叶状肿瘤 1 例 [J]. 山东大学学报（医学版），2018，56（7）：122-124.

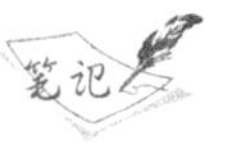

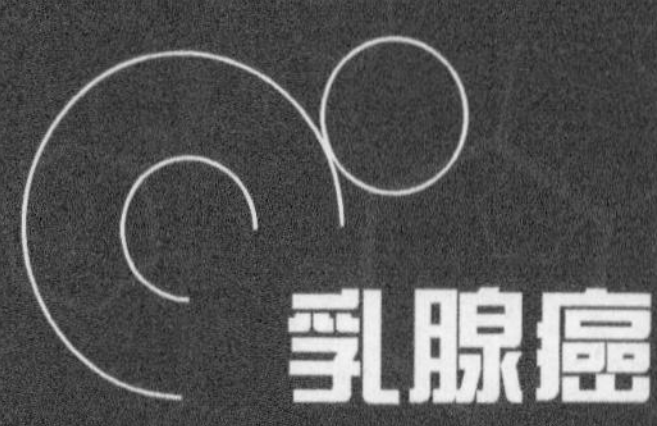

乳腺癌

病例 16　乳腺癌改良根治术遇上冠状动脉支架术后双抗 1 例

病历摘要

【基本信息】

患者女性，53 岁，因“体检发现左乳肿块 2 个月”入院。

现病史：患者 2 个月前无意中发现左乳外下方肿块，约指腹大小，无明显症状，于当地医院就诊，考虑恶性肿瘤性病变，为进一步诊治来我院。

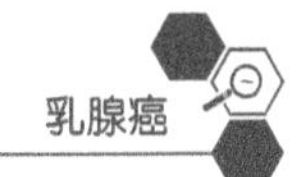

既往史：患者曾于半年前因冠状动脉多支病变行冠状动脉支架植入术，放置支架5枚，术后至目前一直口服双抗即阿司匹林及硫酸氢氯吡格雷治疗。高血压病史10年余，目前口服硝苯地平控释片治疗，血压控制良好。否认其他并存病。否认乳腺炎及家族性乳腺癌病史。

【专科查体】

左乳外下象限可触及肿块，大小为1.0 cm×1.0 cm左右，质地稍硬，边界不清，活动度差，无压痛。双侧腋下未触及肿大淋巴结。

【辅助检查】

乳腺超声：左乳4点位距乳头2 cm处见1.16 cm×0.88 cm低回声结节，形态欠规整，边界欠清，内见多个钙化灶，见血流信号，提示左乳低回声结节（BI-RADS 4c级）。

乳腺钼靶检查：左乳外下团块状高密度影伴细小钙化（BIRADS 5级），考虑恶性肿瘤性病变，必要时活检。随后行空芯针穿刺活检，病理结果为浸润性乳腺癌。

【诊断】

①左乳浸润性乳腺癌；②冠状动脉粥样硬化性心脏病支架植入术后；③高血压。

【治疗】

诊断明确，患者要求行乳腺癌改良根治术。术前完善常规检查均未见异常，凝血情况：国际标准化比值1.5，APTT部分凝血活酶42 s，凝血酶原时间14.2 s。经心内科、麻醉科会诊，停用双抗7天，皮下注射低分子肝素，术前24小时停肝素，复查凝血各项指标正常，遂于全身麻醉下行左乳乳腺癌改良根治术。为减少

电刀对支架的影响，应用手术刀片、组织剪及双极电凝完成手术，术后常规加压包扎，术后 8 小时恢复低分子肝素，术后 72 小时停肝素恢复双抗。

术后次日患者胸壁及腋窝引流 100 mL 左右血性渗液，术后 7 天拔除引流管，拔管后 3 天复查，见皮下积液，抽出约 60 mL 陈旧血性液。腋窝下方触及血肿机化硬块，间断穿刺抽液，并重新调整包扎，术后 15 天，积液消失，腋窝下内侧硬块明显减小。

拆线后痊愈。术后病理:（左）浸润性乳腺癌，非特殊类型，2～3 级，局部呈微乳头型分化，肿瘤大小为 1.2 cm × 1 cm × 0.8 cm，其中可见部分导管内癌成分，表面皮肤组织未见癌组织累及。免疫组化：ER（+80%），PR（+80%），Her-2（0），Ki-67（+20%），P53（–），CD31（血管内皮细胞 +）。

术后 1 个月复查，腋窝及胸壁皮瓣平整，愈合良好，原来血肿机化形成的硬块已经完全消失。

病例分析

冠状动脉支架术后一般要口服双药联合抗凝治疗达到 1 年，在此期间如果必须施行创伤较大的手术，如何能进行合理的桥接，既降低出现支架内再血栓形成的风险，也减少术后出血风险？乳腺肿瘤手术本身可引起机体高凝、应激、血管痉挛风险增加，进而可引起支架内再血栓形成的风险增加。除此之外，还要考虑：①植入支架类型（裸金属支架 BMS，还是药物洗脱支架 DES）；②支架术后的时间；③冠脉病变严重程度和经皮冠脉介入术（percutaneous coronary intervention，PCI）的复杂程度；

④乳腺癌改良根治术术中、术后出血风险的大小；⑤患者支架术后冠心病的稳定性。根据2019年《中国经皮冠状动脉介入治疗指南》，BMS双抗联用至少1个月，最好12个月，DES至少12个月。但对于因急性冠脉综合征（acute coronary syndrome，ACS）而放置支架的，不论BMS或DES，至少双抗联用12个月。本例患者行PCI已经半年，而且是多支复杂病变，支架植入数量达5枚，对抗凝要求较高，如停双抗治疗，支架内再血栓形成的风险较大，后果严重；如不停双抗治疗，术中、术后出血风险必然增加；如延迟半年手术，必然会贻误病情。

按照目前国内最常用的桥接治疗方案即2006年Vicenzi报道的桥接方案：术前7天停用双抗，给予低分子肝素1 mg/kg，q12 h，皮下注射；术前当日如果PT（INR）＜1.2，可以安全施行手术；术后12小时，如果无大出血，继续给予低分子肝素；术后7天胃肠功能恢复后继续给予双抗。同时结合2017年欧洲冠心病双联抗血小板治疗指南建议，如果在围手术期双联抗血小板药物都必须停用的情况下，应考虑静脉注射抗血小板药物作为过渡。综合考虑后，认为乳腺癌改良根治术本身为低出血风险手术。患者是裸金属支架，非ACS患者，且双抗治疗已经半年，应用低分子肝素桥接治疗，支架内再血栓形成的风险也较小，所以可以施行乳腺癌改良根治术。术后患者冠心病情况稳定，无胸闷不适等症状，但还是出现了积液较多、局部血肿的情况。

病例点评

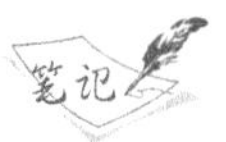

患者心脏有5个裸金属支架，有多个支架并不是手术禁忌，可

以规范桥接治疗后手术。主要关注点是对心脏的保护和注意术中及术后出血问题。术前经心内科会诊调整抗凝药物，术中注意彻底止血。本例患者术后渗血、渗液仍较多，与低分子肝素使用剂量密切相关；另外也可能与未用电刀、止血不彻底及术后包扎过松等因素有关。

本病例拔管后发现皮下血肿、积液。推测是包扎范围过窄，仅在创面局部加压包扎，人为形成了引流的隔断，因此出现了术后血肿、积液。应行大范围均匀加压包扎，既能减少渗出，利于组织愈合，又能保障引流管的通畅，但也不能排除拔管过程中引起创面小血管再出血的可能。

（史宏志）

参考文献

1. VICENZI M N，MEISLITZER T，HEITZINGER B，et al. Coronary artery stenting and non-cardiac surgery：a prospective outcome study[J]. Br J Anaesth，2006，96（6）：686-693.
2. VALGIMIGLI M，BUENO H，BYRNE B A，et al. 2017 ESC focused update on dual antiplatelet therapy in coronary artery disease developed in collaboration with EACTS：the task force for dual antiplatelet therapy in coronary artery disease of the European Society of Cardiology（ESC）and of the European Association for Cardio-Thoracic Surgery（EACTS）[J]. Eur Heart J，2018，39（3）：213-260.

病例 17　左乳癌术后 7 年再发右乳癌 1 例

病历摘要

【基本信息】

患者女性，57 岁，因“左乳癌术后 7 年再发右乳癌”入院。

现病史：患者于 2009 年 11 月 5 日无意中发现左乳头内上方“花生米”大小肿块，在局部麻醉下行左侧乳房肿块切除活检术，术中冰冻提示浸润性导管癌。遂行全身麻醉下左侧乳腺癌改良根治术，术后 AT（表柔比星联合多西他赛）方案辅助化疗 6 周期。2010 年 4 月 14 日完成化疗后行第一次全身检查，乳腺彩超提示左乳切除术后，右乳未见异常。骨扫描未见异常，遂开始放疗。2010 年 9 月 1 日行第二次全身检查，乳腺彩超提示右乳腺结节（BI-RADS 2 级）。胸部正位 X 线片提示左下肺炎，考虑放疗损伤。骨密度测定提示骨质疏松。其他各项检查未见明显异常。

其后按照术后前 2 年每 3 个月复查 1 次，2 年后每半年复查 1 次，5 年后每年复查 1 次。复查内容：专科查体，乳腺及相关引流区淋巴结彩超，盆腔彩超，肝胆胰脾双肾彩超，胸部 X 线，血 CA15-3，CEA，骨密度等；乳腺钼钯检查及骨扫描常规每年检查 1 次。完成 9 次复查，部分复查在当地完成。

每次乳腺彩超印象：左侧乳腺癌切除术后；右侧乳腺增生（BI-RADS 2 级）；右腋下多发淋巴结。

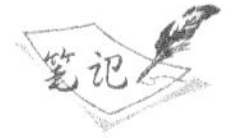

直到2016年11月2日，术后第7年，乳腺超声提示右侧乳腺无回声结节（BI-RADS 3～4级）；右侧乳腺低回声结节（BI-RADS 3级）；右侧腋下淋巴结肿大。

乳腺钼靶检查未发现异常。

考虑为左乳癌术后右乳新发可疑肿块。于2016年11月3日给予右乳肿块微创旋切术，术中冰冻：（右12～2点位多发肿块）乳腺组织中见较多炎细胞浸润，局部导管上皮增生明显，细胞有异形，（右11点位）乳腺组织局部导管上皮增生明显，因未报恶性肿瘤，手术结束后，患者当日出院。但2016年11月8日冰冻的石蜡病理提示（右12～2点位多发）浸润性导管癌。患者为求进一步治疗于2016年11月9日再次入院。

术后使用TC方案辅助治疗4次，口服卡培他滨强化治疗2个月，口服来曲唑5～10年。目前患者一般情况良好，按要求定期复查。

【专科查体】

左乳缺如；右乳皮肤颜色正常，乳头无内陷，右乳2～3点位微创旋切伤口愈合良好，无红肿，无渗出，双侧腋下触及多个淋巴结。

【辅助检查】

第一次左乳癌术前相关检查：

2009年11月5日乳腺B超：双侧乳腺腺体厚度正常，回声稍增强，腺体结构紊乱；于左乳头上方可见一不均质稍低回声，大小约21 mm × 16 mm × 22 mm，形态欠规整，边界欠清晰，彩色多普勒血流成像（color Doppler flow imaging，CDFI）示其内未探及血流信号。提示：双侧乳腺增生；左乳实性占位病变，性质

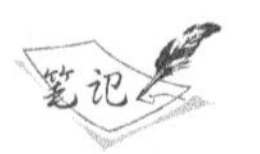

待定（考虑恶性可能性大）；双侧腋下多发不均质稍低回声，考虑淋巴结？

术中冰冻：浸润性导管癌。

术后病理：（左）乳腺浸润性导管癌，肿块大小 3.8 cm × 3.2 cm × 3.2 cm，癌周乳腺组织呈增生性改变，腋窝淋巴结见转移癌（1/12），免疫组化为 ER（+），PR（+），C-erbB-2（–），EGFR（+），Ki-67（+60%），P53（+）。

2016 年 11 月 2 日新发右乳癌术前相关检查：

乳腺超声：右乳 2～3 点位距乳头约 1 cm 处见 1.65 cm × 0.90 cm 无回声结节，形态欠规则，边界尚清，内透声欠佳，周边探及少量血流信号。另于 11～12 点位距乳头约 2.5 cm 处见 0.67 cm × 0.40 cm 低回声结节，形态尚规则，边界尚清，内回声尚均匀，未探及血流信号。另于 10 点位距乳头约 2.5 cm 处见 0.46 cm × 0.30 cm 低回声结节，形态规则，边界清，内回声均匀，未见明确血流信号。右侧腋下探及多个低回声结节，较大者约 0.74 cm × 0.68 cm，形态规则，边界清，皮质稍增厚，可见淋巴门结构，周边内部可见少量血流信号。提示：左侧乳腺切除术后；右侧乳腺无回声结节（BI-RADS 3～4 级）；右侧乳腺低回声结节（BI-RADS 3 级）；右侧腋下淋巴结肿大。

第二次术前其他检查：

双侧锁骨区淋巴结彩超示未见异常。

胸部 CT：乳腺癌切除术后改变；左肺炎症，建议抗感染治疗后复查；右肺上叶近胸膜下微结节；甲状腺结节；脂肪肝；肝右叶低密度影，考虑肝囊肿。

腹部彩超：脂肪肝；肝囊肿；胆囊、胰腺、脾脏、双肾声像

图未见明显异常。

盆腔彩超：宫颈管内低回声，考虑宫颈管息肉。

术中冰冻：（右 12 ～ 2 点位多发肿块）乳腺组织中见较多炎细胞浸润，局部导管上皮增生明显，细胞有异形，明确待石蜡免疫组化。（右 11 点位）乳腺组织局部导管上皮增生明显，是否有不典型增生待石蜡进一步明确。

2016 年 11 月 8 日冰冻的石蜡病理：（右 11 点位）乳腺增生伴局部导管上皮增生；（右 12 ～ 2 点位多发）浸润性导管癌，Ⅱ级。免疫组化：ER（+50%），PR（+20%），Her-2（+），Ki-67（+50%）。

【诊断】

①右乳浸润性导管癌，$cT_1N_0M_0$；②左乳浸润性导管癌术后，$pT_1N_1M_0$。

【治疗】

患者于 2016 年 11 月 11 日在全身麻醉下行右侧乳腺癌改良根治术。

2016 年 11 月 14 右乳癌术后病理：右乳腺腺病伴出血，未见癌残留，切缘、基底、皮肤等未见癌浸润，腋窝及送检淋巴结未见癌转移（0/23，0/1，0/1）。

术后 TC（多西他赛联合环磷酰胺）方案化疗，后续卡培他滨强化治疗 2 个月后，改为口服来曲唑内分泌治疗 5 ～ 10 年。

病例分析

患者为中年女性，先后发现左乳及右乳的双侧原发性乳腺癌，均行改良根治术。在此患者的诊疗过程中，首先在左乳发现乳腺

癌，然后行改良根治术，以后进行了长达 7 年的密切随诊复查，较早地发现了对侧（右侧）乳腺出现了可疑的新生结节，并通过微创手术切除，明确了病理，证实为右侧乳腺癌，针对新发的右乳癌及时做了右侧乳腺癌改良根治术，使患者再次获得了到目前为止非常好的无病生存期。

双侧原发癌，即在双侧乳腺独立发生的原发癌。根据发生时间的不同，可分为同时性双侧原发性乳腺癌和异时性双侧原发性乳腺癌。多数人将 6 个月以内发生双侧原发性乳腺癌定义为同时性，将超出 6 个月发生的定义为异时性。多数双侧乳腺原发癌属于异时性。此患者时隔 7 年发生对侧原发性乳腺癌，属于异时性双侧原发性乳腺癌。

双侧原发性乳腺癌的发病率较低，国外文献报道占同期乳腺癌的 1.4% ～ 15%，国内报道的双侧原发性乳腺癌发病率约为 4%。随着乳腺癌发病率的增高及患者总体生存期的改善，双侧乳腺癌也逐渐引起关注。一侧乳腺发生癌变后，对侧乳腺发生癌变的风险也将会增加。据报道，已经患单侧乳腺癌的女性，对侧患乳腺癌的风险将是普通人群的 5 倍。

通过这个病例，我们认识到，对于一侧乳腺癌术后的患者，手术及化疗的结束并非治疗的结束。提高对双侧原发性乳腺癌的认识，并进行规律、密切的随访检查有利于较早地发现对侧原发癌，及时采取适当的治疗措施，取得较好疗效。此患者第一次左乳癌分期为 $pT_1N_1M_0$，有腋窝淋巴结转移，第二次右乳癌分期为 $pT_1N_0M_0$，无局部淋巴结转移，得益于一直在随诊，发现并治疗得比较及时。

病例点评

本例患者主要的关注点在于一侧乳腺癌术后，在每年按时正规的复查中，要特别注意对侧乳腺癌的检查，要及时发现异常结节，进行穿刺或微创旋切活检，才能早期发现对侧乳腺癌，避免漏诊，值得思考。

患者在当地检查发现有结节（3 级），为求进一步诊治来我院复查。我院彩超提示为囊肿样改变，形态似乎有一角，介于 3 ～ 4 级，稍不留心就容易忽略。所以要追随前期的检查报告，动态观察结节的变化，看大小、血流及形态等变化，尤其是当对侧是乳腺癌时，更应重视。

（史宏志）

参考文献

1. CHAUDARY M A，MILLIS R R，HOSKINS E O，et al. Bilateral primary breast cancer：a prospective study of disease incidence[J]. Br J Surg，1984，71（9）：711-714.
2. ALKNER S，TANG M H，BRUEFFER C，et al. Contralateral breast cancer can represent a metastatic spread of the first primary tumor：determination of clonal relationship between contralateral breast cancers using next-generation whole genome sequencing whole genome sequencing[J]. Breast Cancer Res，2015，17（1）：102.
3. DONOVAN，ARTHUR J. Bilateral breast cancer[J]. Surg Clin North Am，1990，70（5）：1141-1149.

病例 18　哺乳期囊肿形成：锁骨上淋巴结肿大乳腺癌 1 例

病历摘要

【基本信息】

患者女性，32 岁，哺乳期，自述乳头内陷排乳困难，出现乳汁不通、乳房肿痛，在当地就诊检查彩超示多发囊肿，无其他异常发现，诊断为哺乳期乳腺炎，抗感染治疗 3 个月无好转。为了寻求更好的治疗方式来我院就诊。

【专科查体】

乳房无红肿，乳头内陷，皮肤无增厚水肿，乳房正上、外上增厚（图 18-1），未扪及明显肿块，腋下扪及肿大淋巴结，固定不活动，锁骨上淋巴结肿大固定，高度怀疑“乳腺恶性肿瘤”。

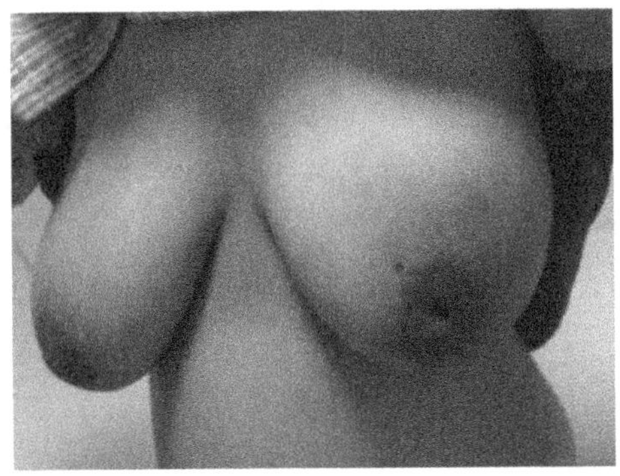

图 18-1　专科查体

【辅助检查】

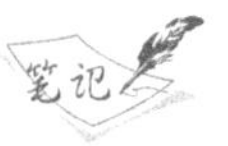

彩超：可见炎症样低回声区，分别是 2.7 cm × 2.2 cm、2.2 cm ×

1.5 cm，没有看到明显的肿块，浆细胞性乳腺炎？

在超声引导下对唯一发现目标“低回声区”进行穿刺，病理结果提示浸润性乳腺癌。

【诊断】

左乳浸润性乳腺癌。

【治疗】

治疗按照美国国家癌症综合网络指南进行术前化疗，及时停止哺乳，TAC（紫杉醇+吡柔比星+环磷酰胺）方案化疗 6 次后手术，术后继续 2 次化疗。目前复查良好。

病例分析

哺乳期乳腺组织受血清中雌激素、孕激素及催乳素水平的变化而发生改变，超声图像上正常哺乳期声像显示乳房增大，皮下脂肪变薄，腺体组织增加而且血流信号也增多，间质回声均匀，乳管分布数量增加，形成高低密集蜂窝样回声。乳汁不通畅时乳管内充满乳汁，导管部分扩张，很容易形成囊肿，在彩超下部分组织显示不清晰，此时部分囊肿与导管扩张、肿块不易鉴别，而掩盖了肿块的显示。此时应尽可能排空乳汁，减少乳汁产量，必要时口服药物如维生素 B_6、少量溴隐亭等，再次彩超检查。

乳腺癌分 5 期，一般将乳腺癌 0 期、Ⅰ期、Ⅱ期归为早期，Ⅲ期为中期，Ⅳ期为晚期。

乳腺癌分期方法很多，现多数采用国际抗癌协会建议的 T（原发肿瘤）、N（区域淋巴结）、M（远处转移）分期法。TNM 分期内容如下。

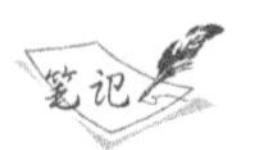

T（原发肿瘤）：T_0，原发肿瘤未查出；T_1，肿瘤长径≤ 2 cm；T_2，肿瘤长径＞ 2 cm，≤ 5 cm；T_3，肿瘤长径＞ 5 cm；T_4，肿瘤大小不计，但侵及皮肤或胸壁（肋骨、肋间肌、前锯肌），炎性乳腺癌亦属之。

N（区域淋巴结）：N_0，同侧腋窝无肿大淋巴结；N_1，同侧腋窝有肿大淋巴结，尚可推动；N_2，同侧腋窝肿大淋巴结彼此融合或与周围组织粘连，同侧腋窝无肿大淋巴结，而同侧内乳有肿大淋巴结；N_3，有同侧腋窝、内乳淋巴结转移，有同侧锁骨上或下淋巴结转移。

M（远处转移）：M_0，无远处转移；M_1，有远处转移。

根据以上情况进行组合，可把乳腺癌分为以下各期。

0 期：$TisN_0M_0$。Ⅰ期：$T_1N_0M_0$。Ⅱ期：$T_{0\sim1}N_1M_0$，$T_2N_{0\sim1}M_0$，$T_3N_0M_0$。Ⅲ期：$T_{0\sim2}N_2M_0$，$T_3N_{1\sim2}M_0$，$T_4N_{0\sim3}M_0$，$T_{0\sim4}N_3M_0$。Ⅳ期：包括 M_1 的任何 TN。

此患者表现为腋下淋巴结肿大，部分固定，并出现同侧锁骨上淋巴结转移，按上述分期标准为Ⅲ期（$T_3N_3M_0$）。

病例点评

乳头内陷易导致哺乳期乳汁淤积，乳管内充满乳汁致部分导管扩张，囊肿形成，肿块不易发现，此病例第一次彩超检查仅发现了囊肿，未发现其他异常，故按乳腺炎治疗贻误病情近 3 个月。第二次彩超仅发现了低回声区，也没有看到明显的肿块，发现的腋下淋巴结肿大归结为浆细胞性乳腺炎，症状体征不典型所以容易误诊。

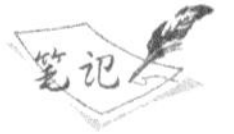

此病例准确切入点在于发现了腋下淋巴结肿大固定、锁骨上淋巴结肿大，所以对低回声区进行穿刺才得以确诊。此时病情已有进展。临床上对于不典型的病例需要仔细分析，不能大意。严格的查体必不可少，诊疗规范才能使更多患者受益。

（徐红）

参考文献

1. HAMWI M W，WINTERS R. Mammary duct ectasia[M]. Treasure Island（FL）：StatPearls Publishing，2024.
2. MA Q Q，LI Z F，LI W J，et al. MRI radiomics for the preoperative evaluation of lymphovascular invasion in breast cancer：a meta-analysis[J]. Eur J Radiol，2023，168：111127.

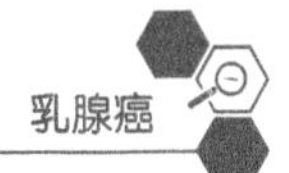

病例 19　穿刺炎症后证实乳腺癌 1 例

病历摘要

【基本信息】

患者女性，44 岁，因“发现右乳肿块 3 月余”入院。

现病史：患者 2016 年 6 月例行查体于北京某医院行彩超发现右乳内上大小为 2 cm × 1 cm 的肿块，提示 BI-RADS 4c 级，乳腺钼靶检查提示 BI-RADS 2 级，自诉未触及明显肿块，否认皮温增高，皮肤未见明显变红，予以右乳肿块穿刺术，穿刺病理提示“右乳肿块局灶导管上皮增生，灶片状炎细胞浸润”，遂建议其定期复查。患者自服小金丸、桂枝茯苓丸 1 月余，消炎药（具体未诉）5 天，理疗 7 天。3 个月来自诉肿块略微增大。患者为求进一步治疗于 2016 年 10 月就诊于我院，门诊以“右乳肿块性质待查”收入院。

既往史：1993 年至 2001 年间断行 4 次人工流产术，2001 年因阑尾炎行阑尾切除术，2016 年 8 月行右侧下肢静脉曲张手术。

【专科查体】

双乳对称，皮肤颜色正常，无橘皮样改变，双侧乳头无凹陷。双乳触及不均质结节感，右乳上方可触及一大小约 3 cm × 3 cm 的质硬肿块，边界不清，形态不规则，活动度差，与皮肤及胸壁未见明显粘连。挤压双侧乳头可见左侧乳头 3 点位乳孔少量清亮溢液，右侧乳头未见明显溢液。双侧腋下及双侧锁骨上未触及异常肿大淋巴结。

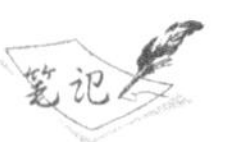

【辅助检查】

2016年6月29日（外院）乳腺彩超提示右乳肿块（BI-RADS 3级）。2016年7月5日乳腺钼靶检查示双乳增生改变，多发结节（BI-RADS 2级）。右侧腋窝小淋巴结。

2016年7月25日（外院）右乳肿块穿刺病理：乳腺组织，局灶导管上皮增生，灶片状炎细胞浸润，请结合临床。

入院完善检查，乳腺MRI：右侧乳腺内上象限团块状异常强化灶，考虑BI-RADS 4c级；双侧乳腺多发点状、小结节状异常强化灶，考虑BI-RADS 3级；右侧腋窝多发小淋巴结。

乳腺彩超：右乳低回声结节（BI-RADS 4c级）；左乳无回声结节（BI-RADS 2～3级）；左乳低回声结节（BI-RADS 3级）；双侧乳腺增生；右侧腋下淋巴结肿大。建议进一步检查。

【诊断】

右乳肿块性质待查：浆细胞性乳腺炎？乳腺癌？

【治疗】

于全身麻醉下行右乳病变区段切除术，快速冰冻病理回报"右乳肿块浸润性乳腺癌"，行右乳癌保乳术+右侧前哨淋巴结活检术，快速冰冻病理回报"右侧前哨淋巴结见转移癌"，随后按患者意愿行右侧腋窝淋巴结清扫。

术后病理：（右）乳腺浸润性导管癌，Ⅱ级，大小为2 cm×1.5 cm×0.5 cm。

免疫组化结果：Actin（+），CD10（－），CK34βE12（+），CK5/6（－），CK8/18（+），CollagenV（－），ER（+60%），GATA3（+），Her-2（3+），Ki-67（+20%），P120（膜+），P63（－），PR（+50%），S-100（－）。

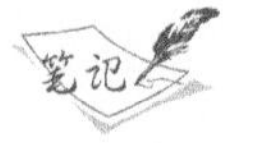

超声：（右侧腋窝前哨）淋巴结见转移癌（1/10）；（右侧乳腺腋尾部）乳腺增生症；（右侧乳腺腋窝、第三极）淋巴结未见转移癌（0/25，0/4）。

免疫组化：2～10号片CK（–）。（胸肌间）纤维脂肪组织未见癌；（原肿块内侧组织、原肿块下方组织、原肿块外侧组织）乳腺增生症伴局部导管上皮增生。

免疫组化：13号片Actin（+），CD10（+），CK5/6（+），Ki-67（+＜1%），P63（+），S-100（+）。（原肿块上方组织）乳腺增生症伴部分导管上皮增生，局部间质内见少许急、慢性炎细胞浸润。

病例分析

乳腺癌目前是女性常见的恶性肿瘤，其发病率和死亡率分别位列我国女性恶性肿瘤的第一位和第四位。2007年美国癌症协会的调查报告显示，Ⅰ、Ⅱ期乳腺癌患者的5年生存率分别达98%和94%。为此，重视乳腺癌，做到早发现、早治疗及系统性、个体化治疗对于乳腺癌患者的康复至关重要。

乳腺癌的临床表现：乳房内出现肿块，逐渐增大呈浸润生长，质地坚实，之后出现皮肤粘连，呈酒窝征，并可伴有乳头内陷、皮肤水肿、橘皮样改变、肿瘤溃疡、卫星结节及腋窝下摸到肿大淋巴结等。此病例发现了乳房肿块，积极治疗，但穿刺结果显示炎症，所以延误了进一步治疗。对于乳腺肿块穿刺，即乳腺空芯针穿刺活检术（core needle biopsy，CNB）就是借助空芯针对乳腺的可疑病灶（肿块、增厚区域、钙化灶等）进行穿刺，取出部分组织进行病理组织学检查，一般取材3～5针，也即穿刺3～5个

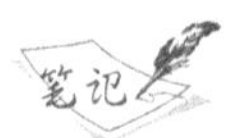

部位。空芯针穿刺的适应证：临床怀疑恶性或不确定者；细针穿刺阴性，但超声或乳腺钼靶检查怀疑者。目前报道的 CNB 的假阴性率为 0 ～ 8.9%，故对任何活检结果阴性的患者都要结合相关检查，建议尽早手术切除活检明确病理性质。临床高度怀疑为乳腺癌的患者，即使 CNB 是阴性结果或不典型增生，也应尽早通过手术活检等其他方式明确诊断。

本例患者穿刺有乳腺炎性细胞，一般乳腺慢性炎症起病比较缓慢，有的患者会出现红、肿、痛等现象，但是也并不明显；有的患者甚至在经过影像学检查后并没有明显的特征，给予抗生素治疗后，也没有明显的效果。因此，乳腺癌经常与乳腺炎混淆，导致患者错过了最佳的治疗时机。乳腺癌发生后患者普遍会出现乳腺管增生、分泌功能异常等症状，而非哺乳期乳腺炎性肿块产生后患者的乳管上皮细胞会发生变性、坏死、脱落，因此两种疾病患者均有乳晕、乳头异常等临床症状，有些只在病理方面存在差异，所以增加了临床诊断的难度。

病例点评

此乳腺癌患者不同于以往病例之处在于发病近 2 年内无哺乳病史，无乳房红肿、外伤史等，但肿块症状倾向恶性表现，而初期穿刺为炎性细胞，这在临床上比较少见，所以最初诊断困难，以致按炎症治疗 3 个月，延误病情。对于不典型的肿块需要重视检查的全面性，对肿块是否适合穿刺的指征及穿刺所出现的接近 10% 的假阴性率要有足够的认识，才能提高诊断的准确率。

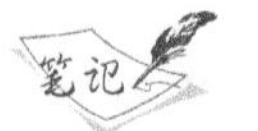

患者在穿刺检查为炎症后，积极治疗炎症、进行局部理疗等，

3 个月后发现肿块长大，不能排除理疗刺激所造成的肿块增长及淋巴结转移，因此更加体现了治疗前确诊的重要性。

（徐红）

参考文献

1. 李欣，王冬女，杨海. 磁共振扩散加权成像联合动态增强扫描对非产后慢性乳腺炎的诊断价值 [J]. 浙江临床医学，2016，18（6）：1143-1144.
2. 王荔，曹洪霞，张柯，等 . 彩色多普勒超声检查诊断浆细胞性乳腺炎的误诊分析 [J]. 中国急救医学，2018，38（z2）：301.

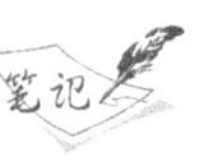

病例 20　甲状腺癌合并乳腺癌 1 例

病历摘要

【基本信息】

患者女性，48 岁，因“发现左乳可疑结节 1 个月”入院。

患者 1 个月前因甲状腺癌在我院住院期间检查发现左侧乳腺可疑结节 4 级。因需要先行甲状腺癌手术，未行乳腺进一步检查，但嘱患者甲状腺癌术后完善乳腺相关检查。甲状腺癌术后就诊于某医院，乳腺彩超提示左乳 3 点位多发低回声结节，考虑 BI-RADS 4a 级。乳腺 MRI 提示中度背景实质强化；双侧腋窝未见增大淋巴结；双侧乳腺中度背景实质强化（BI-RADS 2 级），建议定期随访。

【专科查体】

颈部胸骨上窝可见弧形切口瘢痕约 5 cm。双侧乳房对称，双侧乳头无溢液，无乳头凹陷，无橘皮样改变。双乳未触及结节。双侧腋窝未触及明显肿大淋巴结。

【辅助检查】

乳腺超声：双侧乳腺结构显示清晰，乳腺导管不扩张，左乳 3 点位距乳头 3 cm 处可见多发低回声结节，较大者约 0.8 cm × 0.5 cm × 0.6 cm，边界清晰，形态欠规则。CDFI 示其内可见丰富血流信号。脉冲多普勒可引出动脉频谱。右乳腺体内未见明确占位性病变。双腋下未见异常淋巴结。左侧乳腺多发低回声结节（BI-RADS 4a 级）。

乳腺钼靶检查：双侧乳腺多量腺体型，左乳内见散在小结节影，稍高密度，形态尚规则，边缘尚清楚，外上方边缘处见数粒簇状钙化点，余见较粗大的血管影。右乳内见散在小结节影，稍高密度，形态尚规则，边缘尚清楚，上方见 1 粒钙化点。双侧皮肤、乳头影无异常。双侧腋下见淋巴结影，左侧较大者约 1.51 cm × 1.48 cm，右侧较大者约 1.21 cm × 1.19 cm，形态密度可。

乳腺 MRI 平扫 + 动态增强（新版）：双侧乳腺对称，纤维腺体结构呈致密型。动态增强显示延迟期双侧乳腺多灶弥漫不对称分布的局灶、片状强化，部分延迟期呈小肿块样强化；增强早期轻度强化（强化率＜ 90%），延迟期呈离心样扩散，可测量曲线为流入型。平扫等 T_2、等 T_1 信号，DWI 呈等信号，提示为中度背景实质强化。双侧腋窝未见增大淋巴结。双侧乳腺中度背景实质强化（BI-RADS 2 级），建议定期随访。

【诊断】

①左乳肿块（纤维腺瘤？）；②甲状腺癌术后。

【治疗】

完善术前检查，于 2022 年 9 月 28 日在局部麻醉下行左侧乳腺肿块微创旋切术。

术后病理：（左 3 点位多发）浸润性乳腺癌伴肿瘤性坏死及大量淋巴细胞浸润，非特殊类型，其中可见部分高级别导管原位癌成分并伴局灶粉刺样坏死，部分区域可见小叶癌化。

补做免疫组化染色：CK5（+），SMA（–），P63（–），ER（–），PR（–），Her-2（2+），Ki-67（+60%）。

遂进一步行左乳癌保乳术 + 左侧前哨淋巴结活检术。术中快速病理回报左侧前哨淋巴结及保乳各切缘均未见转移癌。

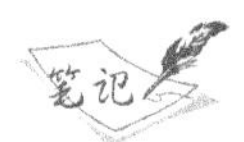

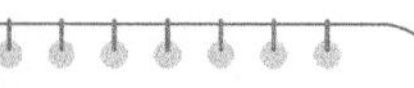
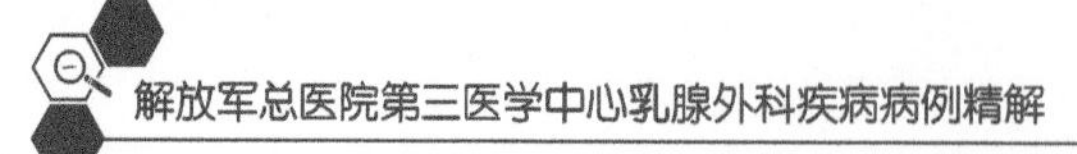

术后病理诊断：（左侧乳腺癌）切除术后；（左侧）乳腺纤维腺病伴纤维腺瘤形成。局灶见高级别导管原位癌伴小叶癌化，肿瘤大小约 0.6 cm × 0.3 cm × 0.3 cm（镜下测量），癌组织未累及皮肤；基底切缘未见癌；术中送检（左乳癌内、外、上、下、基底切缘）乳腺组织均未见癌，（前哨）淋巴结内未见转移癌（0/2）。

免疫组化染色：CK5（+），ER（–），PR（–），Her-2（2+），SMA（部分肌上皮存在），P53（过表达，突变型），Ki-67（+70%）。

术后患者恢复良好。

病例分析

本例患者是甲状腺癌合并乳腺癌。甲状腺癌和乳腺癌是女性常见的两种恶性肿瘤，乳腺与甲状腺均受下丘脑 – 垂体轴调控。临床上甲状腺癌合并乳腺癌的患者越来越常见，两者存在的某种关联也越来越受到关注。研究发现，有甲状腺癌病史的患者，再发乳腺癌的风险增高，而有乳腺癌病史的患者再发甲状腺癌的风险亦增高，说明甲状腺癌和乳腺癌可能存在共同的致病因素。雌激素及受体、甲状腺激素、钠碘转运体、遗传易感性、辐射暴露等各种因素与甲状腺癌和乳腺癌的发生、发展有密切关联，这为临床医生警惕甲状腺癌再发乳腺癌或乳腺癌再发甲状腺癌提供了依据。

除了常规超声和乳腺钼靶检查，还可通过测定激素水平监测甲状腺癌和乳腺癌的发生。研究两者之间的关系，有利于早期预防和检测第二原发肿瘤的发生，同时为甲状腺癌和乳腺癌的治疗提供新的方向。

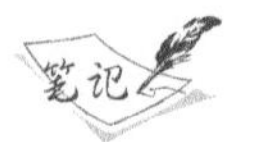

病例点评

本病例的特殊之处在于患者在甲状腺癌治疗期间，在医生的提示下做乳腺专项检查时发现乳腺可疑结节，并在术后做进一步检查，及时行乳腺活检术，确诊为浸润性乳腺癌，肿瘤大小仅为0.8 cm × 0.5 cm × 0.6 cm。及时发现得益于乳腺癌与甲状腺癌的相关性。

可以看到，本病例在检查中彩超提示的仅仅是形态欠规则，有丰富血流信号，而边界清晰，MRI 检查提示 2 级，乳腺钼靶检查也无异常。所以早期乳腺癌检查需要综合判断，不能因为一项检查无异常而漏诊。

（王雅静）

参考文献

1. KIM C，BI X，PAN D，et a1. The risk of second cancers after diagnosis of primary thyroid cancer is elevated in thyroid microcarcinomas[J]. Thyroid，2013，23（5）：575-582.
2. AN J H，HWANGHO Y，AHN H Y，et a1. A possible association between thyroid cancer and breast cancer[J]. Thyroid，2015，25（12）：1330-1338.
3. ZHANG L，WU Y，LIU F，et a1. Characteristics and survival of patients with metachronous or synchronous double primary malignancies：breast and thyroid cancer[J]. Oncotarget，2016，7（32）：52450-52459.
4. PARK S J，KIM J G，KIM N D，et a1. Estradiol，TGF-β1 and hypoxia promote breast cancer sternness and EMT-mediated breast cancer migration[J]. Oncol Lett，2016，11（3）：1895-1902.
5. ZHOU K，SUN P，ZHANG Y，et a1. Estrogen stimulated migration and invasion of estrogen receptor-negative breast cancer cells involves an ezrin-dependent crosstalk between G protein-coupled receptor 30 and estrogen receptor beta signaling[J].

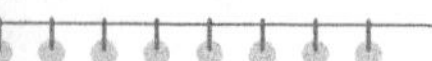
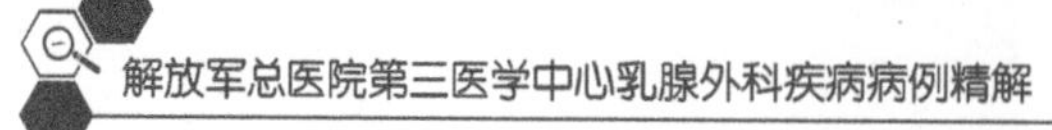

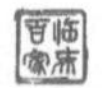

Steroids，2016，111：113-120.

6. SAMPSON J N，FALK R T，SCHAIRER C，et a1. Association of estrogen metabolism with breast cancer risk in different cohorts of postmenopausal women[J]. Cancer Res，2017，77（4）：918-925.
7. GARCIA T S，RECH T H. Thyroid volume and doppler evaluation of inferior thyroid artery in ultrasound：comparison between current and previous users of oral contraceptives[J]. J Clin Ultrasound，2015，43（5）：312-317.
8. CAINI S，GIBELLI B，PALLI D，et a1. Menstrual and reproductive history and use of exogenous sex hormones and risk of thyroid cancer among women：a meta-analysis of prospective studies[J]. Cancer Causes Control，2015，26（4）：511-518.
9. ZANE M，PARELLO C，PENNELLI G，et a1. Estrogen and thyroid canceris a stem affair：a preliminary study[J]. Biomed Pharmaeother，2017，85：399-411.
10. KUMAR A，KLINGE C M，GOLDSTEIN R E. Estradiol-induced proliferation of papillary and follicular thyroid cancer cells is mediated by estrogen receptors alpha and beta[J]. Int J Oncol，2010，36（5）：1067-1080.
11. DONG W，ZHANG H，LI J，et a1. Estrogen induces metastatic potential of papillary thyroid cancer cells through estrogen receptor α and β[J]. Int J Endocrinol，2013：941568.
12. 高丽霞，张益枝，吴克雄，等. 乳腺癌患者甲状腺功能的相关研究 [J]. 现代肿瘤医学，2016，24（7）：1071-1074.

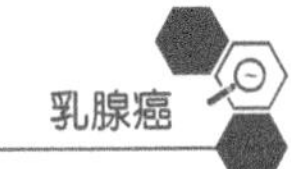

病例 21　无任何特殊征兆单发小囊肿与乳腺癌 1 例

病历摘要

【基本信息】

患者女性，48 岁，3 个月前查体发现乳房结节，建议观察。1 周前再次复查发现乳房结节增多，为行微创手术入院。

既往史：多年有月经前乳房胀痛，经期后症状缓解，未行治疗。每年查体无异常发现。哺乳期无乳腺炎，乳房无红肿、外伤史。

【专科查体】

双侧乳房对称，双侧外上象限可扪及大小不等结节，质地中，活动，边界不清，无触痛。乳头无溢液。腋下淋巴结不肿大。

【辅助检查】

入院彩超检查：左侧乳腺 11 点位距乳头 2.5 cm 处见一大小约 0.7 cm × 0.5 cm 的无回声结节，提示 BI-RADS 3 级。

乳腺钼靶检查无明显异常。

【诊断】

左乳囊实性结节。

【治疗】

局部麻醉下行微创旋切术，术中冰冻病理报告：浸润性乳腺癌。按患者及家属要求，行乳腺癌改良根治术。术后病理报告：肿瘤大小 0.6 cm × 0.7 cm，ER（–），PR（–），Her-2（3+），Ki-67（+10%），腋下淋巴结无转移（0/16）。术后复查良好。

病例分析

超声回报乳腺无回声多属于乳腺囊肿，是乳腺病理性增生的一种表现。乳腺囊肿可以多发也可以单发，多表现为乳房肿块，乳房疼痛且月经前加重，经期结束症状缓解。乳房有时可以扪及大小不等的囊性结节，质地中，活动，边界清楚，光滑。挤压乳头无或有溢液，溢液多呈混浊液，一侧乳房可有多种不同颜色的分泌物，如棕褐色、白色、清水样、浅绿色等。

囊肿分单纯囊肿和积乳囊肿，鉴别主要在于积乳囊肿在哺乳期间有反复积乳过程，是乳汁不通畅导致乳管急剧扩张，大量的乳汁潴留而形成，表现为乳房胀痛、出现部分象限的肿块，边界不清，不活动，随着乳汁的减少或停止哺乳，囊肿也会逐渐缩小。治疗方面囊肿一般予以观察。单纯囊肿如果出现囊内占位，或者囊肿增长，囊内分隔、形态不规则，囊肿周围有新生血管且血流丰富则需要手术切除。

文献报道 620 例可触性囊肿患者中 10 年后共有 17 例发生乳腺癌，可触性囊肿发生乳腺癌的概率为 2.7%。极少部分囊肿形成囊内乳头状瘤，一般彩超仔细检查可以发现。乳腺钼靶检查无特异性。此种类型囊肿需与囊内型乳头状癌鉴别。一般囊内乳头状瘤部分有淡黄色清亮溢液，肿瘤部分占据囊内并突起，规则，部分导管扩张。囊内肿瘤 0.2 cm 以上的一般彩超检查即可清晰显示。而乳腺囊内型乳头状癌在彩超下则显示囊肿内乳头状部分不规则，少数病例伴乳头溢液；极少数病例可伴导管原位癌、浸润或转移。囊内型乳头状癌是乳腺癌的一种罕见亚型，生长缓慢，预后极好；

笔记

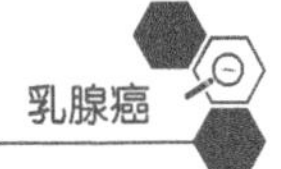

治疗原则应推行现行的导管原位癌治疗方案，首选肿块切除，术后辅助治疗视浸润程度而定。

病例点评

本病例患者无症状，检查未发现异常，看似并无手术指征，但是仔细看彩超图中囊肿有一角度回声较强，门诊建议患者密切随诊或行微创术，在患者知情同意下行微创手术予以切除，术中冰冻病理提示乳腺癌，遂行改良根治术。回顾此病例，唯一的提示是彩超图中囊肿有一边回声较强，说明此处质地较强，与囊肿诊断不符，需要进一步检查明确。所幸，此患者及时手术发现病变避免延误治疗。

若患者辅助检查发现结节，临床医生要会解读超声、乳腺钼靶检查图片，而不是依赖辅助科室的检查报告，辅助科室医生水平经验不同则报告结论不同。

（徐红）

参考文献

1. GR V，SAKALECHA A K，BAIG A. Multiparametric magnetic resonance imaging in evaluation of benign and malignant breast masses with pathological correlation[J]. Cureus，2022，14（2）：e22348.
2. LEE S J，MAHONEY M C，REDUS Z. The management of benign concordant mri-guided brest biopsies：lessons learned[J]. Breast J，2015，21（6）：665-668.

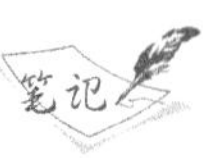

病例 22　乳腺佩吉特病并炎性乳腺癌 1 例

病历摘要

【基本信息】

患者女性，61 岁，因“发现左侧乳头内陷 1 年，左乳肿块半年”入院。

现病史：患者 1 年前无意间发现左侧乳头内陷，平素乳房无疼痛，乳头部结痂伴瘙痒、糜烂，自行涂抹红霉素眼膏，症状无明显好转，未予以进一步诊治。近 1 年乳头内陷症状逐渐加重，伴反复破溃、瘙痒、结痂。近半月患者无明显诱因出现左乳胀痛不适，就诊于河北某医院行乳腺超声检查，超声提示左侧皮肤层增厚，皮下组织水肿，腺体层多发实性占位，侵及乳头（BI-RADS 5 级）；左侧腋下、锁骨下多发淋巴结肿大。当地医生建议穿刺，患者为行进一步诊治入我院治疗。

既往史：高血压病史 2 年，最高血压 160/90 mmHg，现口服硝苯地平缓释片，血压控制可；20 年前因子宫肌瘤于当地医院行子宫切除术。

【专科查体】

双乳不对称，左侧乳头内陷，左乳较右乳偏大，右侧乳头无内陷，右乳皮肤正常，左乳乳晕区可见结痂瘢痕，左乳可触及大小约 10 cm × 8 cm 肿块，边界不清，质硬，局部皮肤水肿，橘皮

样改变；余双乳未触及明显肿块。双侧腋下未触及明显肿大淋巴结。

【辅助检查】

乳腺 MRI：左侧乳腺外上象限、乳头平面后方多发肿块样强化灶，考虑 BI-RADS 5 级，病灶累及乳头、乳晕区，左侧胸壁受累可能性大；右侧乳腺外上象限肿块样强化灶，考虑 BI-RADS 3 级，建议定期复查；双侧乳腺偶发点状强化灶，考虑 BI-RADS 3 级，建议定期复查；左侧腋窝区多发肿大淋巴结，考虑淋巴结转移。

【诊断】

①左侧炎性乳腺癌 $cT_4N_2M_x$；②高血压。

【治疗】

行左乳肿块及腋下淋巴结穿刺术。穿刺病理：（左）浸润性乳腺癌，非特殊类型。

免疫组化：ER（弱，+40%），PR（中，+25%），Her-2（3+），Ki-67（+70%），P53（+90%）。（左侧腋窝）穿刺淋巴组织中见转移癌。

依据指南予以 TCbHP 方案化疗：曲妥珠单抗 + 帕妥珠单抗 + 多西他赛 120 mg+ 卡铂 500 mg。新辅助加双靶治疗 4 次后评估乳腺 MRI：左乳癌治疗后，左侧乳腺病变与入院检查时比较明显减小（图 22-1），建议治疗后复查；右侧乳腺外上象限肿块样强化灶，考虑 BI-RADS 3 级，与前相仿，建议定期复查；双侧乳腺偶发点状强化灶，考虑 BI-RADS 3 级，建议定期复查；左侧腋窝区淋巴结较前减小。

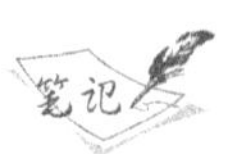

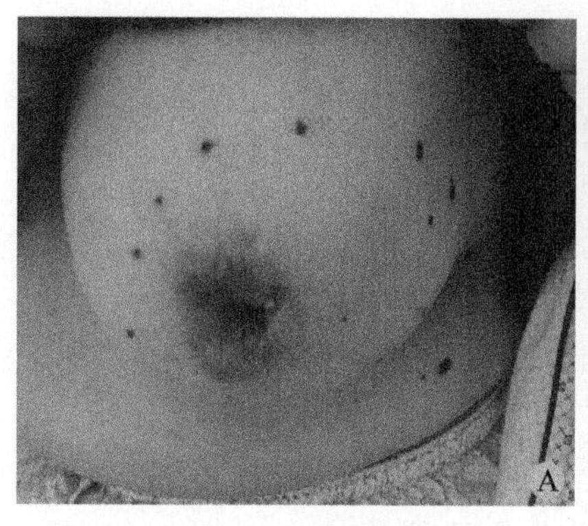
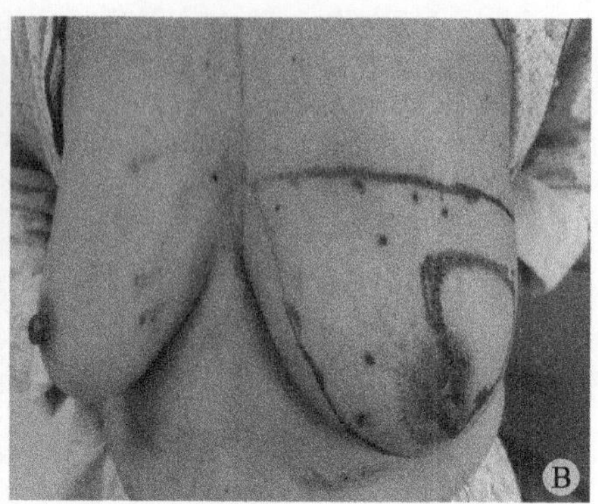

图 22-1　化疗加双靶治疗 4 次后

行左乳癌改良根治术，术后病理:（左侧）乳腺组织中见两处纤维组织明显增生并伴显著玻璃样变性，范围分别为 0.8 cm × 0.8 cm × 0.6 cm 及 0.6 cm × 0.5 cm × 0.5 cm，大者局部可见小灶退变的癌组织，结合临床病史符合治疗后改变。乳头区域上皮下个别脉管内见癌栓。

免疫组化染色显示肿瘤细胞：ER（–），PR（–），Her-2（3+），Ki-67（+30%），P53（过表达，突变型）。乳头周围皮肤呈佩吉特病改变，免疫组化染色结果：CK7（+），CK5（弱 +），CK18（+），P63（弱 +），ER（+85%），PR（+5%），Her-2（3+），Ki-67（+30%），P53（过表达，突变型）。基底切缘及术中送检（左乳癌）皮肤（外上切缘、上切缘、内上切缘）均未见癌；腋窝淋巴结 16 枚，其中 1 枚见转移癌，1 枚结构大部分破坏，代之以纤维组织增生伴显著玻璃样变性，1 枚边缘窦及淋巴窦内见大量泡沫样组织细胞增生、聚集，不除外治疗后改变；送检（左侧第 3 极）淋巴结内均未见转移癌（0/2），（左侧胸肌间）为纤维脂肪组织，未见癌。

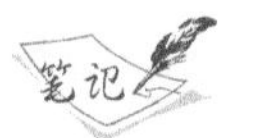

病例分析

乳房佩吉特病是乳腺癌的一种特殊类型，又称湿疹样乳腺癌，在乳腺恶性肿瘤中发病率低，仅占全部乳腺癌的 1% ～ 3%。单纯湿疹样乳腺癌恶性程度不高，发展速度缓慢，早期症状不明显，常表现为乳头及乳晕部奇痒或轻度灼痛，或乳头表面发红、粗糙、糜烂。乳房佩吉特病面临的挑战是如何早期诊断，一方面需要我们加大科普宣传力度，从乳头出现异常到确诊，需数月到数年不等的时间，患者在发现乳头、乳晕皮肤异常时应及时就医；另一方面，需要外科医生及皮肤科医生共同协作，能准确辨别此病。此疾病往往从乳头区域开始，并逐渐扩展至乳晕和周围皮肤，当发现乳头出现可疑病变时，尤其对于已进行局部药物治疗仍未见好转的患者，应尽早活检，明确诊断。超过 95% 的乳房佩吉特病具有潜在的乳腺恶性肿瘤，几乎均伴随着导管原位癌或浸润性乳腺癌，或者同时伴有两者，并且大多是多灶性的，所以它的恶性程度、疾病进展、预后大多与合并的浸润性乳腺癌相关。有研究认为，乳房佩吉特病伴有浸润性乳腺癌的患者预后比相同分期、相似临床特征的浸润性乳腺癌的患者差。

炎性乳腺癌是一种特殊类型的乳腺癌，临床少见，发病率占全部乳腺癌的 2% ～ 5%，多数患者在诊断时就发现腋窝和（或）锁骨上淋巴结转移，疾病进展快，早期易发生转移，预后差。该病诊断无特定组织学亚型及病理学特征，主要依靠特征性临床症状及影像学表现。首发症状常为乳房迅速肿大，皮肤红、肿、热、痛，原因是癌细胞播散到皮下淋巴管网，形成癌栓，使淋巴回流受阻，毛细血管受阻扩张而大量充血。典型临床表现为全乳房弥漫

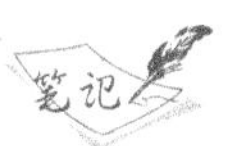

性肿大，乳腺 1/3 或以上面积皮肤充血水肿，亦称橘皮征，肿瘤边界多触诊不清。

炎性乳腺癌患者常在确诊时肿瘤已出现扩散转移，治疗炎性乳腺癌应采用综合治疗。首先进行新辅助化疗，即手术前化疗，对 Her-2 检测阳性的炎性乳腺癌患者，化疗中还可联合应用曲妥珠单抗（即靶向治疗）；新辅助化疗获得临床缓解的患者，化疗结束后再进行手术或放疗。

病例点评

本病例是典型的乳腺肿瘤的演变过程之一，呈现了从轻到重的发展过程，从乳房佩吉特病合并浸润性乳腺癌，再进展至炎性乳腺癌。幸运的是经过化疗加靶向治疗，患者对药物比较敏感，病理又降解至乳房佩吉特病，延长了生存期。

对于乳头反复瘙痒、溃烂、结痂，不少患者误以为是乳头皮肤疾病，延误了就诊时机。所以对大众进行科普是非常必要的，争取达到早诊断、早治疗。

（赵峰霞）

参考文献

1. CHEN C Y，SUN L M，ANDERSON B O. Paget disease of the breast：changing patterns of incidence，clinical presentation，and treatment in the U. S[J]. Cancer，2006，107（7）：1448-1458.
2. MORI O，HACHISUKA H，NAKANO S，et al. Expression of ras p21 in mammary and extramammary Paget’s disease[J]. Arch Pathol Lab Med，1990，114（8）：858-861.

3. KANITAKIS J. Mammary and extramamary Paget's disease[J]. J Eur Acad Dermatol Venereol，2007，21（5）：581-590.

4. 邹妮倩，司徒红林．炎性乳腺癌新辅助化疗 1 例报告 [J]. 实用医院临床杂志，2022，19（3）：232，F0003.

5. 王欣冉，张建国．炎性乳腺癌的诊断与治疗进展 [J]. 中国现代普通外科进展，2019，22（4）：308-311.

6. MAMOUCH F，BERRADA N，AOULLAY Z，et al. Inflammatory breast cancer：a literature review[J]. World J Oncol，2018，9（5/6）：129-135.

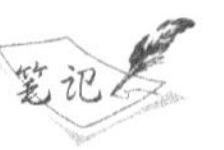

病例23 炎性乳腺癌按乳腺炎治疗1年1例

病历摘要

【基本信息】

患者女性，32岁，因“1个月前自觉乳房开始疼痛”入院。

现病史：哺乳期1年，其间乳汁淤积多次，发现乳房肿块半年，乳房红肿、轻微发热，在当地按乳腺炎伴乳汁淤积处理，给予抗感染治疗、外敷中药（具体不详，皮肤红肿加重、局部过敏），同时行按摩通乳治疗，无好转（图23-1），遂转诊于其他医院，进一步完善乳腺钼靶（图23-2）、MRI（图23-3）检查后穿刺行病理检查，病理报告提示见炎性细胞、浆细胞。继续抗感染治疗。1个月前因自觉乳房开始疼痛，遂转来我院。

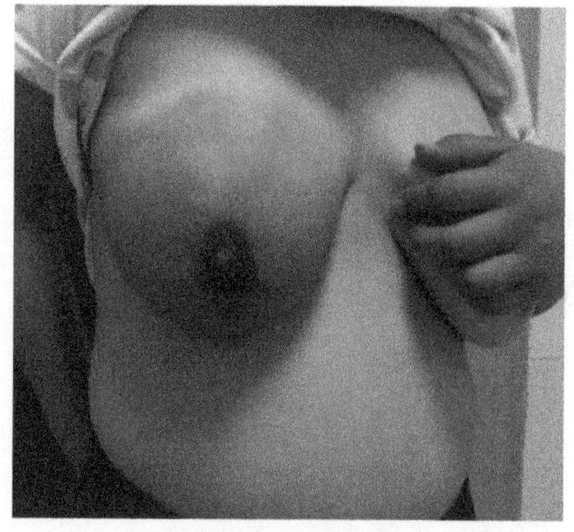

图23-1 患侧乳腺

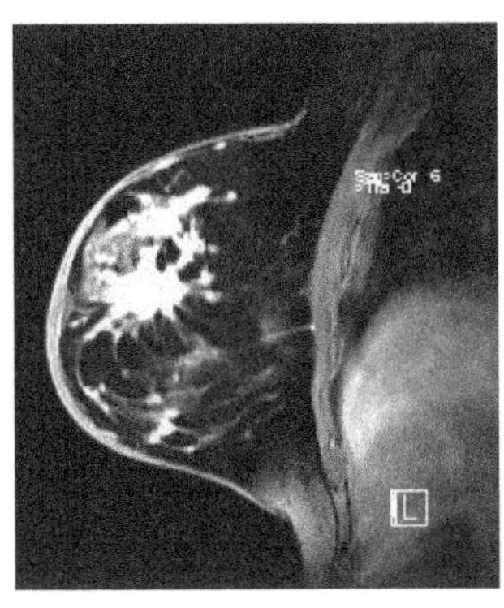

图 23-2　乳腺钼靶检查

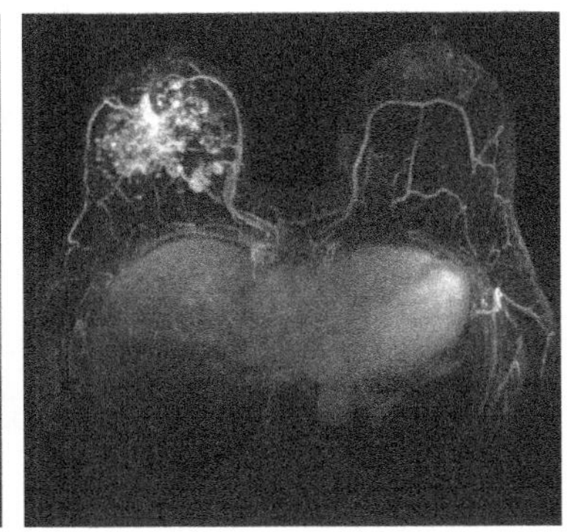

图 23-3　乳腺 MRI

【专科查体】

左侧乳房皮肤呈鲜红色，界限清晰，弥漫性红肿，皮肤增厚，未触及明显肿块，体温正常。精神好，无特殊个人史。

【辅助检查】

阅 MRI、钼靶片看到左侧乳房内典型毛刺样改变，乳房大面积红肿，由乳腺外科医生按照检查提示的肿块位置再次行穿刺，穿刺报告提示浸润性乳腺癌。

【诊断】

左侧炎性乳腺癌。

【治疗】

按照美国国立综合癌症网络指南给予新辅助化疗 6 个疗程后（图 23-4）手术，左乳腺癌改良根治术术后病理检查报告：浸润性乳腺癌，部分印戒样改变，淋巴结转移（16/22），ER（+），PR（–），Her-2（2+），Ki-67（2%）。术后追加 2 次化疗。随访 5 年，至今病情平稳。

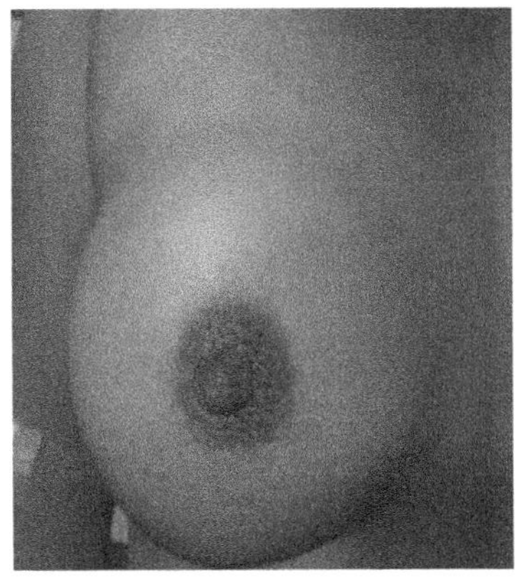

图 23-4　新辅助化疗后

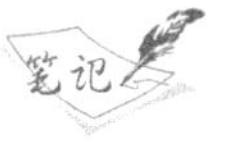

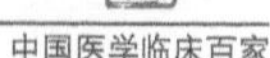

病例分析

乳汁淤积是哺乳期女性常见的并发症，是指大量乳汁潴留在乳管内，排出不通畅。乳汁淤积的症状主要是乳房胀痛，乳房局部或者大面积硬块。乳汁淤积主要由乳腺发育不良，尤其是乳头发育不良，如乳头凹陷、乳头过短、乳头肥大等造成的婴儿吸乳困难导致；其次因乳汁量多但不能及时吸乳、排空造成。乳管不通畅，如因肿块压迫或者手术史等导致乳腺管狭窄也会造成乳汁淤积。

淤积的乳汁是细菌良好的培养基。机体抵抗力下降时，有少量细菌通过乳头破损皮肤侵入，容易发生急性乳腺炎。急性乳腺炎表现为乳房红、肿、痛、发热，大多数表现为乳房局部有肿块，质地硬，局部皮温高。血常规一般提示白细胞高于正常、中性粒细胞＞70%，细菌感染主要以葡萄球菌为主。治疗方面主要是抗感染治疗、通乳并及时排空乳汁、清洁乳头。抗感染治疗一般选择青霉素类及第二代头孢菌素类抗生素。局部外敷中药选择如意金黄散、芒硝等。清洁乳头避免用碘酊和酒精，以免刺激加重皲裂。如果体温持续高，可能形成了急性化脓性乳腺炎，此时需要在彩超引导下穿刺抽脓。

临床上某些急慢性乳腺炎需要与炎性乳腺癌相鉴别。炎性乳腺癌是乳腺肿瘤中最凶险的恶性肿瘤之一，预后不良，患者生存期短。其主要表现为乳房弥漫性红肿，皮肤增厚，部分呈橘皮样改变，边界不清，乳房肿块触诊不明显，腋下淋巴结肿大。发生在哺乳期时难与急慢性乳腺炎鉴别。穿刺活检组织后的病理为确诊依据。穿刺的准确率为90%，10% 由各种综合因素决定，如操

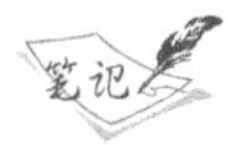

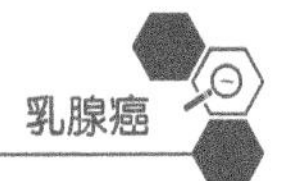

作者的经验、穿刺定位的准确性、取材的多少等。最终需要医生的综合判断做出诊断。

病例点评

哺乳期发生乳汁淤积并发急性乳腺炎是常见并发症，患者初次就诊按乳腺炎治疗是合理的，但是对于反复发作的乳汁淤积需要警惕，对淤积的原因需要进行分析。反复发作的病例在排除乳头发育不良、乳汁未及时排空等因素后，需要做进一步检查判断是否有肿块，对此需要重视。而当地医院由于经验缺乏没有做进一步的相关检查而贻误病情半年。

转诊医院因穿刺病理报告提示见炎症细胞，加之乳房红肿、反复发作，误诊为乳腺炎，没有对 MRI、钼靶片上的典型毛刺影进行认真再分析。病理是确诊依据，但是少部分病理需要再次确认，此病例第一次取材报告提示病理组织不够，穿刺前乳房大面积红肿致肿块定位不准确、穿刺不准确，所以病理报告也不准确。此病例的治疗及结果提示今后在临床上看到病史时间不短、反复发作的病例需要综合判断，不能单一看穿刺病理结果，以免误诊。

（徐红）

参考文献

1. YIN Y，LIU X，MENG Q，et al. Idiopathic granulomatous mastitis：etiology，clinical manifestation，diagnosis and treatment[J]. J Invest Surg，2022，35（3）：709-720.

2. LOUIS-JACQUES A F，BERWICK M，MITCHELL K B. Risk factors，symptoms，and treatment of lactational mastitis[J]. JAMA，2023，329（7）：588-589.

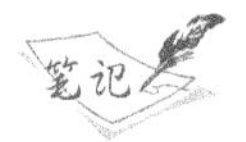

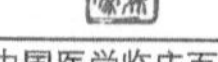

病例 24 保乳术后乳房淋巴水肿并发淋巴管炎 1 例

病历摘要

【基本信息】

患者女性，73 岁，因“左乳癌保乳术后半年，左乳红肿胀痛半年”入院。

现病史：患者 2014 年 11 月因胸闷就诊于当地医院，行胸部 CT 发现左乳肿块，具体不详，建议其进一步检查。患者后就诊于山东某医院，于 2014 年 11 月 19 日在全身麻醉下行左侧乳腺肿瘤扩大切除 + 前哨淋巴结活检 + 腋窝淋巴结清扫术，术后病理：（左）浸润性导管癌Ⅲ级，肿块直径 2.8 cm，伴浸润性微乳头，占 5%，切缘未见癌，淋巴结转移（31/34）。免疫组化：ER（+ > 90%），GCDFP-15（–），Her-2 可疑阳性（2+），Ki-67（+10% ～ 20%），PR（+ 约 90%）。患者自述术后第 4 天出现左乳红肿胀痛，医院给予抗感染治疗，患者诉疗效不明显，后间断进行口服中药、针灸、拔罐等治疗，具体不详，左乳红肿胀痛未见减轻。2015 年 6 月为行进一步治疗收入我院。

【专科查体】

双乳下垂、不对称，左乳较右乳偏大，双侧乳头平行、无凹陷，无乳头溢液。左乳外上可见一长约 6 cm 斜行手术瘢痕，左乳以乳头为中心范围有约 10 cm × 10 cm 的皮肤红肿，皮肤增厚，皮

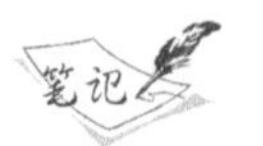

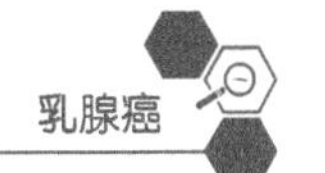

温略高，未触及明显肿块。右乳未触及明显肿块，双侧腋下及锁骨上未触及明显肿大淋巴结。

【辅助检查】

乳腺彩超：左侧乳腺切口处低回声区，考虑术后改变，左侧腋下多发淋巴结。

乳腺 MRI：左侧乳腺癌保乳术后；左乳皮下网格状改变，考虑癌性淋巴管炎；左乳外上象限腺体内病变，考虑术后复发或残留；左乳外上象限近胸壁处异常信号，考虑术后改变。

【诊断】

①左乳癌保乳术后，淋巴水肿，淋巴管炎？②高血压。

【治疗】

入院后行左侧乳腺癌改良根治术，同时行淋巴结清扫（分期：$pT_2N_3M_0$ Ⅲc 期）。患者 2014 年 11 月第一次手术后第 4 天出现左乳红肿，当地予以抗感染等综合治疗后效果不理想，后就诊于我院。考虑为术后局部回流不畅引起的淋巴水肿伴淋巴管炎可能性大。本次予以头孢菌素类抗生素静脉滴注，同时嘱其多卧床休息，促进淋巴回流，综合治疗 1 周后红肿消退，患者出院。

病例分析

乳腺癌保乳术后乳房淋巴水肿是保乳术后可能出现的并发症之一，一般与肿瘤所在位置、乳房大小、腋窝淋巴结清扫程度、术后放疗距手术的时间长短等有关。可能的原因：①腋窝淋巴结清扫不当。手术操作应尽量少地破坏淋巴管，若清扫范围太大，造成腋窝淋巴循环受阻，含有蛋白质的淋巴液积聚在乳房组织间隙，

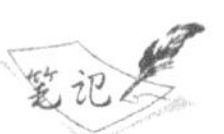

导致血管内外胶体渗透压改变，这是引起乳房淋巴水肿的主要因素。②保乳术后患侧腋窝积液、感染或皮瓣坏死。血液回流障碍产生腋窝积液，导致局部组织张力增大，周围的淋巴管与静脉回流不畅，乳房与颈部和腹部的淋巴管网建立不良，破坏了淋巴循环，出现乳房淋巴水肿。腋窝积液时间过长可导致感染、边缘皮瓣坏死，是导致乳房淋巴水肿的又一原因。③保乳术后放疗损伤，加重血液、淋巴回流障碍，组织液积聚在组织间隙，增加乳房淋巴水肿发生的风险。淋巴水肿轻者随着侧支循环的建立症状可逐步缓解；重者由于其发病机制中存在自行加重的恶性循环。淋巴水肿伴感染后会出现淋巴管炎，表现为局部皮肤增厚、红、肿、热、痛，严重者可有全身症状，如发热等。

淋巴管炎分网状淋巴管炎和管状淋巴管炎。网状淋巴管炎即丹毒，有明显的全身症状及高热，皮肤表现为鲜红色片状红疹，中央淡、边界清并隆起，局部有烧灼样痛。红肿向周围扩散时，中央红色消退、脱屑、颜色转为棕黄，红肿区可产生水疱，感染严重者可导致全身脓毒血症。管状淋巴管炎可发生在浅层或深层淋巴管，浅层淋巴管炎表现为表皮下一条或多条红线，触之硬且有压痛；深层淋巴管炎肢体不出现红线，患肢出现肿胀、压痛；感染严重者还伴有寒战、发热、头痛、乏力、食欲缺乏等全身症状，血常规提示白细胞和中性粒细胞计数增多。

炎性乳腺癌是一种少见的、高侵袭性的特殊类型浸润性乳腺癌，癌细胞弥漫性阻塞皮肤淋巴管，导致引流受阻是炎性乳腺癌炎性样临床表现的基础。典型临床表现为全乳弥漫性肿大，乳腺1/3或以上面积的皮肤橘皮样水肿、红斑，肿瘤边界触诊不清。

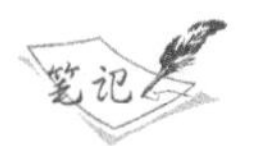

此患者术前仅可触及乳房肿块，无红肿，术后第4天即出现乳

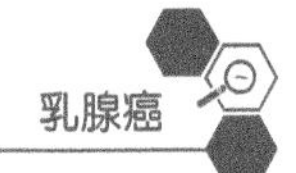

房术区红肿，考虑术后局部感染可能，可除外炎性乳腺癌。淋巴管炎的致病菌多为乙型溶血性链球菌及金黄色葡萄球菌，对青霉素类及头孢菌素类抗生素敏感，对症治疗后好转。此患者疾病分期较晚，乳腺未予以系统治疗，需进一步综合治疗，以免疾病复发、转移。

病例点评

此病例非常有意义之处在于病例分期在Ⅲc期，分期较晚，淋巴结高危转移（31/34），切缘未见癌。保乳术后第4天出现乳房术区红肿，皮肤处于水肿状态，局部出现橘皮样改变，此时很容易考虑炎性乳腺癌。但从术前评估、术后病理及诊疗思路来讲，术后局部出现红肿诊断首先还是考虑术后常见并发症，即术区感染。在当地也是经过了两次抗感染治疗，其中一次是在引流液培养加药敏试验后进行的针对性治疗，但两次抗感染疗效都不明显，此时需要考虑红肿原因。

保乳术后部分患者乳房出现不同程度的水肿状态，是皮肤网状淋巴管受阻，影响回流而导致。此病例亦如此，此患者术前乳房下垂明显，术后出现了乳房的重度水肿而且发生了术区的局部感染，这是由于并发了皮肤网状淋巴管炎导致。让患者平卧休息减轻下垂是关键，患者平卧休息2天后淋巴回流逐渐好转，皮肤水肿也逐渐减轻。同时给予抗感染治疗症状迅速消散。需要注意的是，按网状淋巴管炎进行抗感染治疗的时间一般需要2周，否则易复发。同时，当患者遇活动过多、身体抵抗力下降等因素，症状可能再次复发。

（赵峰霞）

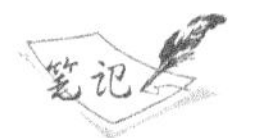

参考文献

1. 张令宇，马文峰. 丹毒的诊治 [J]. 中国实用乡村医生杂志，2004，11（9）：4-5.
2. 亓明. 浅部急性淋巴结炎和淋巴管炎的诊治 [J]. 中国实用乡村医生杂志，2014，11（9）：5-6.

病例 25　被诊断为良性的局部晚期乳腺癌 1 例

病历摘要

【基本信息】

患者女性，60 岁，因“左侧胸壁肿块发现 9 年，疼痛伴皮肤破溃 3 个月”入院。

现病史：患者于 9 年前无意中发现左乳内上象限边缘胸壁肿块，直径约 0.5 cm，位于皮下；2 年前自觉肿块逐渐增大到约 2 cm，质地硬，活动度差；3 个月前因上肢过伸，肿块受牵拉后出现疼痛、红肿，胸壁皮肤破溃后逐渐结痂。1 个月前于外院门诊就诊，超声提示左侧乳腺皮下脂肪层增厚，回声减低，请结合临床；左侧乳腺结节（BI-RADS 3 级），建议定期复查。因报告未提示恶性，患者未予重视，未经特殊治疗。后到我院门诊就诊，超声提示左乳结节考虑恶性，为进一步诊治入院。

既往史：2006 年在某医院行右侧乳腺癌改良根治术。术后免疫组化：ER（+ ＜ 15%），PR（+50% ～ 70%），Ki-67（+ ＜ 15%），Her-2（–）。术后轻度水肿，行 AT（表柔比星联合多西他赛）方案化疗 6 个疗程。否认高血压、冠心病、糖尿病病史，否认外伤史、过敏史。

【专科查体】

神清语利，头部不自主震颤，右上肢轻度肿胀。右乳缺如，右侧胸壁可见纵向切口瘢痕，长约 20 cm；左乳大小、皮肤、乳

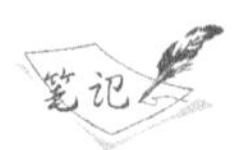

头正常，左乳内上象限乳腺边缘胸壁处可见局部皮肤稍凹陷、破溃结痂，其下触及肿块，大小约 2.0 cm × 2.5 cm，活动度差，边界不清晰，质地硬，轻度压痛；双侧腋窝未触及明显肿大淋巴结。

【辅助检查】

外院门诊乳腺超声：左侧腺体 10 点位距乳头 3 cm 处皮下脂肪层增厚，回声减低，范围 1.9 cm × 0.6 cm，向腺体延伸；深面可见不规则低回声区，范围 2.3 cm × 0.9 cm；其旁见低回声结节，大小约 0.8 cm × 0.6 cm；腋窝见多个低回声结节，较大者约 2.3 cm × 0.8 cm。超声提示右乳腺切除术后；左侧乳腺皮下脂肪层增厚，回声减低，请结合临床；左侧乳腺结节（BI-RADS 3 级），建议定期复查；左侧腋窝多发肿大淋巴结，考虑反应性增生。

2022 年 8 月 19 日本院超声：右乳切除术后；左乳腺 10～11 点距乳头 4cm 外见 2.0 cm × 0.9 cm（皮下）低回声区；左腋下多个低回声结节，最大者约 2.46 cm × 0.86 cm。印象：左乳低回声区（BI-RADS 4c 级）；左腋下淋巴结肿大。乳腺钼靶检查：左乳内上象限乳腺边缘处见肿块，大小约 3.16 cm × 1.29 cm，未见异常钙化（图 25-1）。

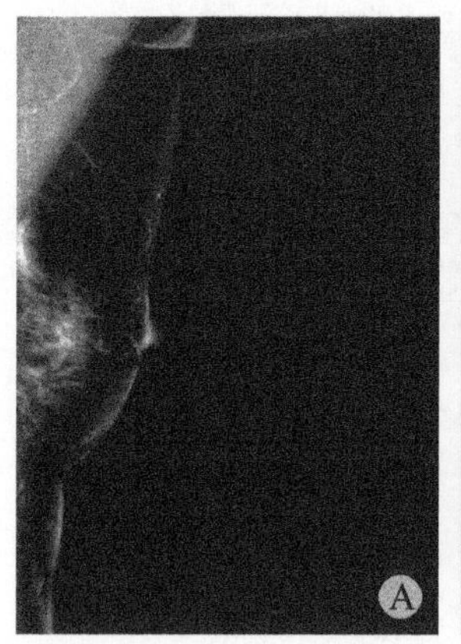

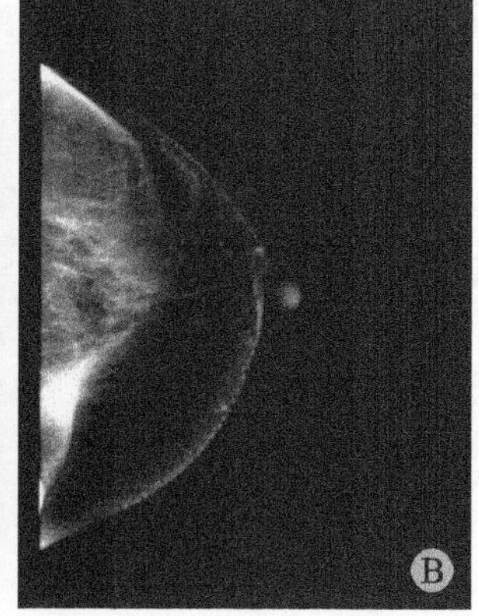

图 25-1　钼靶影像

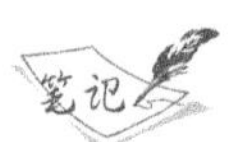

胸部 MRI：①右侧乳腺癌术后改变；②左侧乳腺内上象限肿块样强化灶并后方胸壁受侵可能性大，考虑 BI-RADS 5 级，建议穿刺活检或外科手术治疗；③显示层面双侧腋窝小淋巴结可见，较大者位于左侧；④左侧腹腔内小结节影，考虑为淋巴结可能性大。

左侧乳腺内上象限见肿块样强化灶，病灶大小约 2.1 cm × 2.5 cm；时间 - 信号强度曲线呈流出型，病灶第 120 秒强化率＞ 120%；病灶形态不规则，可见小分叶及多发毛刺；病变向前达皮肤，并与后方胸壁脂肪融合，间隙消失，分界不清，平扫呈不均匀长 T_1、长 T_2 信号影，DWI 呈高信号，ADC（min）值为 1.0（图 25-2）。

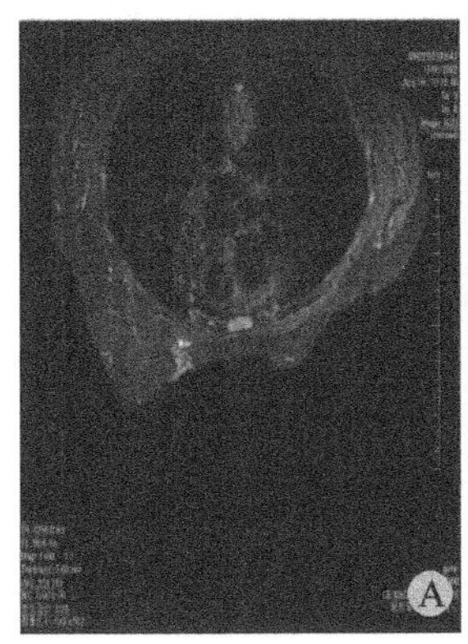

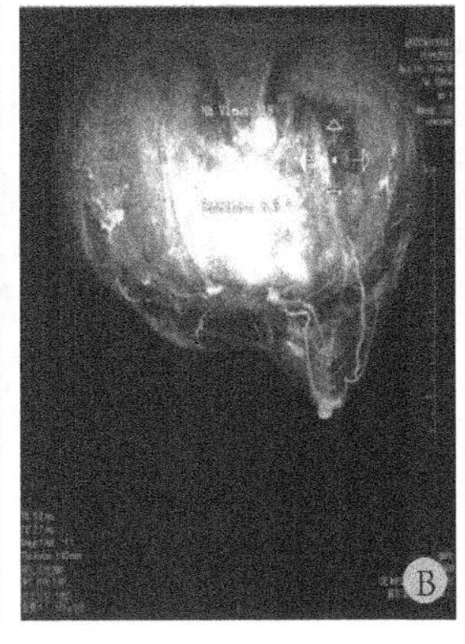

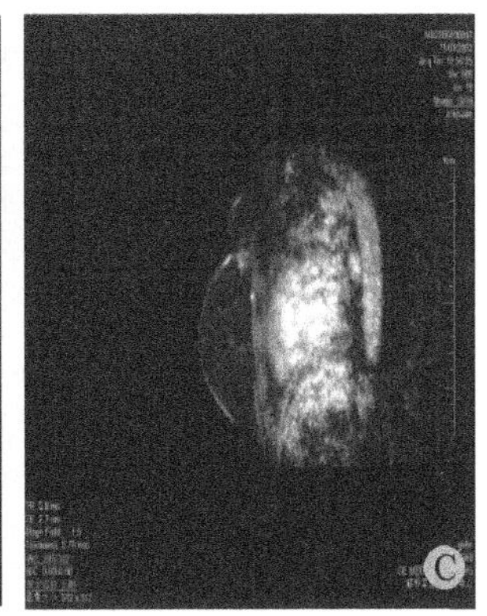

图 25-2　胸部 MRI 影像

2022 年 8 月 23 日彩超引导下行左乳肿块及左侧腋下淋巴结穿刺活检，病理:（左侧）穿刺处为浸润性乳腺癌，非特殊类型，2 级。免疫组化染色结果：ER（强，+80%），PR（中强～强，+40%），Her-2（1+），Ki-67（+30%），P120（膜 +），E-cadherin（+）;（左侧腋下）穿刺处为少许纤维脂肪及淋巴组织，未见明确转移癌。

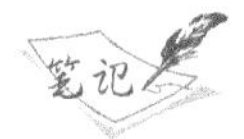

患者其他相关检查如头部CT、腹部超声、甲状腺超声、锁骨淋巴结超声等均未见异常。监测血糖发现轻度增高。

【诊断】

①左乳浸润性乳腺癌并侵犯胸壁及皮肤；②右侧乳腺癌术后；③糖尿病；④帕金森病。

【治疗】

考虑患者肿瘤侵犯胸壁，行新辅助化疗，单药T方案，多西他赛75 mg/m^2，每3周为一个周期。治疗4周期后复查胸部MRI（图25-3），提示肿块稍缩小，治疗后评估为部分缓解。因患者目前无手术根治条件，暂继续行综合治疗。

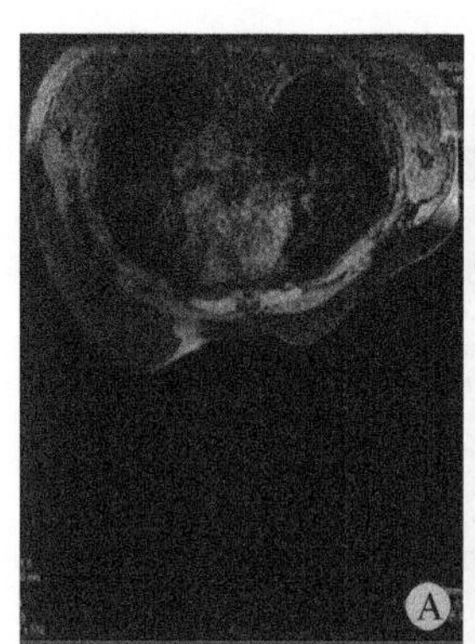
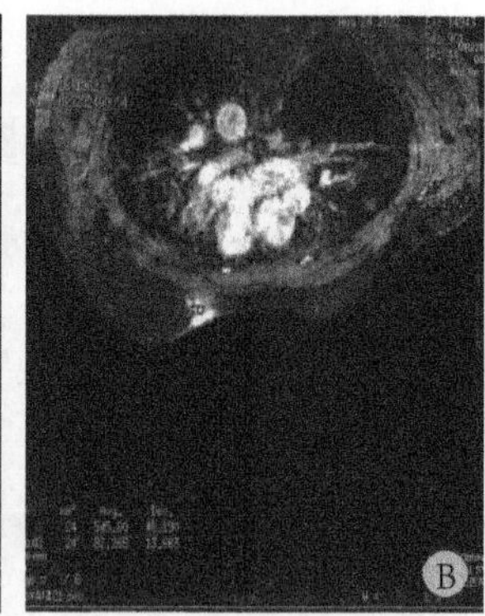
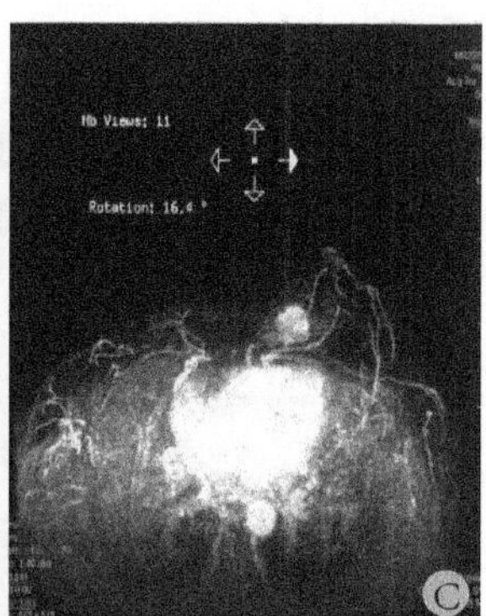

图25-3　胸部MRI复查影像

病例分析

此患者在外院首诊超声提示为良性病变，但结合在我院复查超声及胸壁肿块穿刺病理，证实为乳腺癌，所以首诊时出现了误诊。仔细分析医生判断失误的原因，可能是由于医生并未重视患者16年前有右乳癌病史。现左乳出现肿块，提示其为恶性的可能性较普通人群将显著增高，如果忽略了此病史，仅根据超声

图像表现，在病灶的判断上可能会出现失误。此病例提示，有一侧乳腺癌病史的人群，尽管经过了很多年的无病生存期（如此患者已经 16 年），仍然是发生对侧乳腺癌的高危人群。对于对侧乳腺癌，首先要排除转移性乳腺癌的可能。需要做全面细致的检查，明确有无其他部位的远处转移，同时参考对侧乳腺癌的病理类型及分子分型，并与首发侧的乳腺癌进行比对。Baretta 等研究发现在双乳原发乳腺癌的分子分型中，激素受体表达一致的比不一致的预后要好。但两侧乳腺癌激素受体均为阴性的预后比较差。

此病例由于首发侧乳腺癌发病时间较久远，而新发侧乳腺肿块位于内上象限乳腺边缘，并非原发性乳腺癌常见部位，容易被误诊或漏诊。在对侧乳腺癌治疗方面，应同于一般乳腺癌的治疗原则，采取局部治疗或全身治疗。由于此患者肿瘤侵犯了皮肤及胸壁，属于局部晚期，故首选新辅助治疗，提高根治性切除的可能性。全身治疗时，应考虑到首发侧使用过的药物，毒性累积是否会达到极限，从而选择适当的化疗药物，避免出现严重并发症。

对于单侧乳腺癌患者，是否应该行预防性的对侧乳腺切除，目前尚无统一意见。有学者研究认为，一些患者发生远处转移的风险可能超过对侧发生原发性乳腺癌的风险，所以预防性切除并不能提高生存率。但对于某些高危人群（如存在*BRCA1*、*BRCA2* 突变及有乳腺癌、卵巢癌家族史者）、希望改善双侧乳腺对称性或不能按要求复查对侧乳腺的，行预防性对侧乳腺切除也逐渐被部分医生及患者接受。

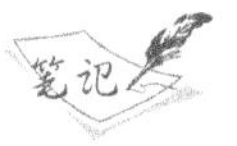

病例点评

此患者来我院就诊时已是局部晚期乳腺癌（locally advanced breast cancer，LABC）。此病例之所以误诊，最大的原因在于肿瘤生长在了不同于以往好发的部位，而是乳房边缘接近锁骨下与胸骨旁汇集处，很容易被忽略而发生漏诊，这是肿瘤生长的特殊性。病例中院外彩超检查不是技术问题，而是忽略了此部位。一般此部位乳腺腺体较少，所以发生肿瘤的概率较低。

患处皮肤红肿、破溃结痂，但面积较小，不仔细观察不易发现肿块周围皮肤皱缩，很容易被误认为皮肤疾病，再加上院外彩超报告未见异常，所以延误了诊断。经过仔细检查还是能发现蛛丝马迹，查体发现此处皮肤轻度凹陷皱缩、肿块不易推动，说明与胸壁粘连固定，经过进一步全面检查最终确诊。所以，对既往对侧有乳腺癌病史的患者诊断要更加慎重。

（史宏志）

参考文献

1. BARETTA Z，MOCELLIN S，GOLDIN E，et al. Effect of BRCA germline mutations on breast cancer prognosis：a systematic review and meta-analysis[J]. Medicine（Baltimore），2016，95（40）：e4975.
2. 邵志敏，沈镇宙，徐兵河 . 乳腺肿瘤学 [M]. 2 版 . 上海：复旦大学出版社，2018：758.

笔记

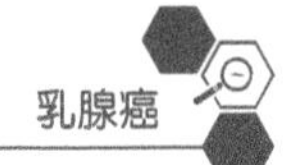

病例 26　巨大菜花样乳腺癌伴出血感染 1 例

病历摘要

【基本信息】

患者女性，73 岁，因“发现左乳肿块 6 年，急性破溃伴失血性休克 1 天”由急诊入院。

现病史：患者 6 年前在洗澡时发现左乳肿块，约“枣”样大小，未伴疼痛不适，皮肤表面无红肿，未见乳头溢血、溢液，未予以重视，后因肿块有增大趋势就诊，医院具体不详，医院建议其进一步检查排除乳腺恶性肿瘤，患者拒绝，因极度抵触西药及手术等治疗方案，患者持续自行口服中药治疗（具体不详），1 年前发现左乳肿块逐渐增大，乳房表面肿瘤约“土豆”大小，未破溃及出血，患者仍自服中药治疗，自诉口服药物无效，肿瘤持续、快速增大，2 个月前肿瘤表面开始间断破溃，大量分泌物渗出伴恶臭，患者自行换药，拒绝就医。1 天前因自行换药导致肿瘤破溃，分泌物持续多量且呈喷射状出血不止至休克状态，并伴有左肩背部剧烈疼痛，其家人呼叫 120 至急诊处理后，收入我科。

【专科查体】

患者卧床，被动体位，双乳不对称，双乳皮肤轻微红肿，直径约 20 cm，左胸壁被隆起的数个巨大“蘑菇状”外生性肿瘤覆盖，大小约 35 cm × 30 cm × 10 cm，突出于乳房表面，肿瘤表面不

平整，伴溃烂及渗血，渗出大量坏死的黄绿色分泌物伴恶臭，左侧乳腺近腋窝侧可触及约 8 cm × 7 cm 质硬肿块，左侧乳头、乳晕被肿瘤侵犯失去正常形态，右侧乳头无凹陷，右乳外上象限距乳头 5 cm 处可触及一大小约 6 cm × 5 cm 肿块，质硬，无触痛，表面尚光滑，活动度可，边界不清，与皮肤、胸壁无粘连，挤压右侧乳头未见溢液。右侧腋下未触及明显肿大淋巴结。

【辅助检查】

胸部 CT：①双侧基底节区腔隙性脑梗死；②老年性脑改变；③左肺上叶磨玻璃小结节，建议 3 个月复查；④右肺中、下叶索条影；⑤主动脉钙化；⑥第 7 颈椎、第 1 胸椎椎体骨质破坏，第 4 胸椎椎体类圆形高密度影；⑦甲状腺低密度结节，建议超声进一步检查；⑧双侧乳腺占位性病变，考虑乳腺癌伴双侧锁骨上窝、纵隔、双侧腋窝多发淋巴结转移瘤；⑨肝右后叶近边缘处低密度影，考虑囊肿可能性大；⑩右肾囊肿，右肾稍高密度影，考虑复杂囊肿可能性大；⑪ 左肾下极囊肿；⑫ 腹主动脉壁钙化；⑬ 第 5 腰椎椎体滑脱。

化验检查结果：白蛋白 27.8 g/L，总蛋白 56.0 g/L，前白蛋白 0.10 g/L，钙 1.98 mmol/L，均偏低；D- 二聚体 0.493 μg/mL。C 反应蛋白 52.17 mg/L，白细胞计数 21.63 × 10^{12}/L；血红蛋白 89 g/L，CA15-3 7.15 U/mL，癌胚抗原 3.71 ng/mL。

【诊断】

①左侧乳腺巨大恶性肿瘤；②右侧乳房肿块：继发性恶性肿瘤？③乳腺癌伴锁骨上窝、纵隔、腋窝淋巴结转移？④贫血；⑤低蛋白血症；⑥低钙血症；⑦肺部感染；⑧脑梗死；⑨肺结节；⑩骨质疏松；⑪ 甲状腺结节。

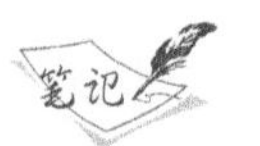

【治疗】

患者全身呈恶病质状态，给予纠正低蛋白、贫血、肺部感染等对症及营养支持治疗，肿瘤创面渗出较多，每日需大换药 3 次，因肿瘤合并感染暂时无法穿刺活检，且肿瘤有生长趋势，暂时予以口服阿那曲唑的内分泌治疗。治疗 10 天后肿瘤创面渗出显著减少，全身情况明显好转，疼痛明显减轻，遂于 3 月 18 日行左乳肿块穿刺活检，病理:（左乳肿块穿刺）浸润性乳腺癌，非特殊类型。免疫组化结果：ER（–），Her-2（2+），Ki-67（+40%），P53（–），PR（–）。FISH 基因检测阳性。患者继续全身支持治疗，于 3 月 31 日予以单药紫杉醇酯质体（白蛋白结合型）300 mg，化疗后出现发热、白细胞降低，给予对症治疗。后续患者规律进行单药 T 减量化疗，肿瘤明显减小，患者全身状态好转后出院，后因不明原因在家中猝死。

病例分析

随着乳腺癌普查水平和早期诊断水平的提高，早期乳腺癌占乳腺癌新发病例数的比例也在提高，但局部晚期乳腺癌（LABC）仍然是十分突出的临床问题。由于新辅助化疗在 LABC 中的应用，其总体生存率有所提高，但 LABC 的治疗仍然是乳腺癌治疗方面最棘手的问题。

LABC 目前主要是指原发病灶直径大于 5 cm（T_3）或有皮肤和胸壁粘连固定（T_4）和（或）区域的腋窝淋巴结互相融合（N_2）或同侧锁骨上淋巴结转移（N_3）的乳腺癌。根据以上标准，临床分期上 LABC 主要是指Ⅲa 期（$T_{0\sim2}N_2$或$T_3N_{1\sim2}$）和Ⅲb 期（T_4Nx

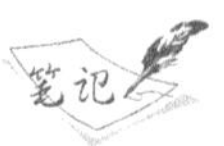

或 T_XN_3）的乳腺癌。有学者认为炎性乳腺癌也可属于LABC。LABC大多在临床上表现为巨大乳房肿块或乳房皮肤水肿、增厚、溃疡等，可触及肿大或融合的腋窝或锁骨上淋巴结，因此根据临床体征容易诊断；少数病例肿块不明显或存在弥散的浸润性病灶，需要结合乳腺钼靶检查或B超等影像学检查，借助空芯针穿刺活检来明确诊断，一旦明确了病理学诊断，需进一步了解LABC生物学特性、病变范围、病变程度，以及LABC患者全身各重要脏器的功能情况。研究表明，新辅助化疗在LABC的治疗中取得了良好的治疗效果，化疗药物可使细胞毒性药物完整地通过肿瘤血管到达肿瘤的内部。术前化疗已是常规治疗手段，主要体现在4个方面：第一，可以将不可手术的肿瘤缩小、降期，进而为手术切除提供可能；第二，可以为保乳手术提供机会；第三，对有较高远处转移风险的局部进展期乳腺癌，在术前系统治疗可以改善总生存率；第四，术后辅助化疗往往缺乏可评价的病灶，新辅助化疗的疗效评价可以通过触诊、影像学检查来观察肿瘤退缩，有助于检测药物方案的疗效。此患者肿瘤呈巨大菜花样生长、破溃，经新辅助化疗5次后病灶明显缩小，并且经过系统规范的治疗患者全身情况得到了好转，心功能得到了改善，下一步可给予靶向治疗。

病例点评

此病例属局部晚期乳腺癌，瘤体巨大，肿瘤表面感染、出血严重，患者体质处于恶病质状态，临床上对于治疗此类患者比较棘手。结合此病例的治疗经验，首先改善全身状态而非肿瘤治疗

是关键，因为在支持治疗好转的基础之上给予化疗，患者能耐受毒副反应，所以化疗效果才会显著，才会使症状改善、肿瘤逐渐缩小。

此病例的特殊性在于，在治疗恶病质初期无法穿刺取活检的状态下，为了控制肿瘤的生长，在与家属沟通下给予了内分泌药物治疗，虽然后期穿刺报告提示 ER（–）、PR（–），但是临床效果很明显，这一点值得思考和进一步研究。

（高明娟）

参考文献

1. GARG P K，PRAKASH G. Current definition of locally advanced breast cancer[J]. Curr Oncol，2015，22（5）：e409-e410.
2. 顾明强 . 新辅助化疗周疗模式治疗晚期乳腺癌 [J]. 泰山医学院学报，2021，42（1）：49-52.
3. LI Y，YANG D，CHEN P，et al. Efficacy and safety of neoadjuvant chemotherapy regimens for triple-negative breast cancer：a network meta-analysis[J]. Aging（Albany NY），2019，11（16）：6286-6311.

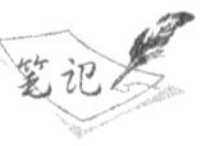

病例 27　检查仅发现增厚区的增生是早期浸润性乳腺癌 1 例

病历摘要

【基本信息】

患者女性，42 岁，因“发现右乳肿块 1 月余，穿刺确诊右乳癌 1 周”入院。

现病史：患者于 2020 年 10 月初自觉右乳疼痛不适，自查不能触及肿块，半月未见好转，遂就诊于我院门诊，门诊查体示右乳内上象限及 2 点位可触及片状增厚区，范围约 5.0 cm × 4.0 cm，质韧，无触痛，边界欠清。乳腺彩超：左侧乳腺低回声区，考虑增生可能；右侧乳腺低回声结节（BI-RADS 3 级）。乳腺钼靶检查：右乳（BI-RADS 4a 级）。建议穿刺，患者未行穿刺。半月后自觉疼痛减轻，再次就诊于门诊，告知 1 个月后复查乳腺彩超。2020 年 12 月 1 日于我科门诊复查乳腺彩超：右侧乳腺低回声区（BI-RADS 4a 级），双侧乳腺低回声结节（BI-RADS 3 级），建议穿刺。患者行右乳肿块穿刺术，穿刺病理：（右）穿刺为浸润性乳腺癌。为行手术治疗，门诊以“右侧乳腺癌”收治入院。

既往史：否认肝炎、结核、疟疾等传染病病史，否认高血压、心脏病病史，否认糖尿病、脑血管疾病、精神疾病病史。2002 年因右侧卵巢交界性纤维瘤于北京某医院行右侧卵巢切除术，2013 年

于某医院行剖宫产术。否认外伤史，否认输血史，青霉素过敏，否认食物过敏史，预防接种史不详。

【专科查体】

双乳对称，双侧乳头无凹陷，挤压双侧乳头未见溢液。右乳2点位可触及片状增厚区，范围约5.0 cm×4.0 cm，质韧，无触痛，边界欠清，表面欠光滑，活动度可，与皮肤、胸壁无粘连，未触及明显肿块。双侧腋下未触及明显肿大淋巴结。

【辅助检查】

2020年10月27日乳腺彩超：左侧乳腺低回声区考虑增生可能，右侧乳腺低回声结节（BI-RADS 3级）。

2020年10月27日乳腺钼靶检查：左乳（BI-RADS 2级），右乳（BI-RADS 4a级）。

2020年12月1日乳腺彩超：双侧腺体结构紊乱，内回声不均匀，于右侧乳腺2点位距乳头1 cm处可见1.07 cm×0.62 cm低回声区，边界欠清晰，开态欠规整，内回声欠均匀，CDFI示周边探及点状血流信号。于右侧乳腺9点位距乳头约1 cm处见0.42 cm×0.29 cm低回声结节，边界清晰，形态规整，CDFI示未探及血流信号。于左侧乳腺1～2点位距乳头约4 cm处见1.23 cm×0.50 cm低回声结节，边界清晰，形态规整，CDFI示未探及血流信号。双侧腋下未见异常肿大淋巴结。提示：右侧乳腺低回声区（BI-RADS 4a级）；双侧乳腺低回声结节（BI-RADS 3级）；双侧乳腺增生。

2020年12月8日病理诊断：（右乳肿块）穿刺为浸润性乳腺癌。

【诊断】

右侧浸润性乳腺癌。

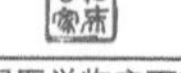

【治疗】

完善术前准备后于2020年12月23日在全身麻醉下行右乳单纯切除术＋右侧前哨淋巴结活检术＋左乳肿块微创旋切术。

术后病理：2020年12月25日（右侧前哨）淋巴结未见转移癌。2020年12月29日（右侧）乳腺小管癌，多灶，大者为0.8 cm × 0.5 cm × 0.5 cm，小者为0.5 cm × 0.4 cm × 0.4 cm；周围乳腺组织纤维腺病伴部分导管上皮增生明显，乳腺内、外、上、下切缘及乳头、基底、皮肤组织未见癌；送检（右侧腋窝）淋巴结未见转移癌（0/4）。免疫组化结果：（9号）CK5/6（－），E-cadherin（＋），ER（+80%），Her-2（0），Ki-67（+5%），P120（膜－），P63(－)，SMA(－)。（左乳1点位）乳腺纤维腺病伴个别导管扩张。

病例分析

乳腺癌是由于乳腺上皮细胞发生增殖异常而导致的乳腺恶性病变，近年来的研究显示，乳腺癌的发病率逐年增长，严重威胁着女性患者的身心健康。目前临床上认为乳腺癌的治疗原则为早发现、早治疗，最大限度地降低死亡率，但因疾病自身早期无特异性表现加之患者对疾病缺乏认知，导致多数患者在确诊时疾病已经发展为晚期，失去了最佳的治疗时机，多数患者预后较差。现就乳腺癌的早期诊断方法进行讨论。

1. 体格检查

（1）乳房自检：乳腺是身体的浅表器官，相比于腹腔和胸腔内脏器更容易发现异常。通过医生进行体格检查，或者自行对乳房进行观察和触诊就可以发现一些病变。

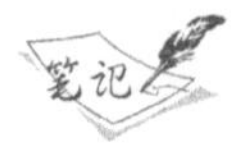

自行检查是乳腺癌早期筛查中最为便利的方法。乳房自检方法简便且十分有效，操作基本参考临床专业的体格检查。对大多数人来说十分容易掌握。

（2）专科查体：在乳腺癌早期筛查中，专业医生进行体格检查也是非常重要的一项。乳房的体格检查分为视诊和触诊两部分内容。视诊主要观察被检者的乳房大小、形状是否对称，皮肤是否有异常纹路，有无橘皮样改变，乳头有无内陷变形。触诊分别环绕乳房浅触，判定是否有异常肿块，挤压观察是否有乳头溢液。如果出现异常，还需要对腋窝淋巴结群及颈部各淋巴结进行触诊。相比于乳房自检来说，体格检查更为专业和准确，是女性常规体检中必不可少的一项内容。本例患者即为门诊体格检查发现了右乳结节。

2. 乳腺癌的影像学检查

乳腺检查中常用的影像学检查有 3 种，分别为乳腺钼靶检查、乳腺超声检查和 MRI。此外，还有 PET/CT 检查。

（1）乳腺钼靶检查：是现阶段认可度非常高的乳腺癌早期筛查手段。从乳腺的影像学形态及肿块形态可以做出诊断。胸部 X 线是现在临床上乳腺癌早期筛查中最常见的影像学手段。此方法价格低廉，操作方便迅速，且结果较为准确。但是 X 线摄片过程中会产生部分放射性，对于妊娠期、哺乳期、有妊娠可能或者准备妊娠的女性来说不适用。

（2）乳腺超声检查：超声在乳腺癌筛查与检测中同样应用非常广泛。超声对于乳房的显像效果较好，且检查操作方便简单，但对医技人员的能力有一定要求。超声对于人体无放射性损伤，与 X 线相比，更适用于妊娠期、哺乳期、有妊娠可能或者准备妊

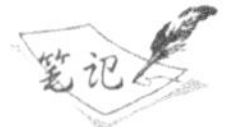

娠的女性。

（3）MRI：是检测乳腺癌最精准的影像学手段，适用于各类软组织检查。MRI 没有放射性，对人体没有伤害。且影像学分辨率高，观察结果清晰详细，但 MRI 的检查较为复杂，且费用较高，一般不用于初阶段的早期筛查。在其他影像学手段不能确定，或需要更充分的临床证据作为参考时，可以进行 MRI 检查。

（4）PET/CT：对于高度怀疑转移的患者，或同时有其他肿瘤可能的患者可以进行 PET/CT 检查。有肿瘤高危风险的老年人，如果有一定经济基础，可将 PET/CT 作为全身体检的影像学检查项目。

3. 病理诊断

病理诊断是大多数肿瘤诊断的金标准，如果影像学诊断不明确或需要进一步的证据，可以进行穿刺活检检查，通过细针抽取肿块组织，将取出的组织制作成病理切片并染色，进行组织学特性的观察。此方法能够十分明确地给出诊断，并且能够通过免疫组化等方式进行基因突变的分析，对于疾病的后续治疗是有力的指导。

在乳腺癌早期筛查中，乳房自检是最为便利的方法，适用于所有女性。推广乳腺癌早期筛查相关知识，普及乳房自检的方法及重要性对于乳腺癌的防治非常重要。医生对患者的体格检查对于诊断早期乳腺癌也发挥着至关重要的作用，不能因辅助检查而忽视对患者的专科查体。对于早期乳腺癌，早预防、早诊断、早治疗尤为关键，针对具有不良生活习惯、有家族遗传史等因素的女性，应进行相关健康知识的普及，减少乳腺癌的发生。

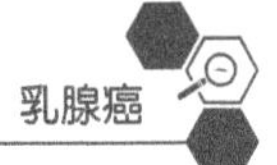

病例点评

此病例提示早期乳腺癌没有特异性，临床检查需特别慎重。乳房没有明显的肿块，只有增厚区，尤其是增厚范围比较大的患者更容易被忽略，彩超作为常规检查也未发现病灶，乳腺钼靶检查仅提示结构紊乱，所以对于不确定的增厚区需要重视，全面检查、综合判断、避免遗漏。

对于术式的选择右侧单切加前哨淋巴结活检，虽然术后病理报告乳腺小管癌，多灶，大者 0.8 cm × 0.5 cm × 0.5 cm，小者 0.5 cm × 0.4 cm × 0.4 cm，但术前病变范围大且距离乳头 1 cm，故放弃保乳。

（徐红）

参考文献

1. 刘玉堂，王荣华，高峰 . 乳腺癌早期筛查临床意义探讨 [J]. 临床医药文献电子杂志，2016，3（50）：9925.
2. 冯新熠，陆苏，郝希山，等 . 西方发达国家乳腺癌筛查历史回顾 [J]. 肿瘤，2015，35（4）：453-460，466.
3. 刘佩芳，鲍润贤 . 乳腺 X 线检查用于乳腺癌筛查有效性的争论 [J]. 中华放射学杂志，2014，48（10）：797-799.
4. 张作伟 . 常用乳腺癌筛查方法诊断价值的应用评价 [J]. 中国伤残医学，2016，24（19）：67-68.
5. 李文萍，王颀，张安秦，等 . 乳腺导管内癌及伴微浸润的病理和临床特征 [J]. 中华普通外科杂志，2005，20（4）：235-237.
6. 方琼英，吴琼，张秀玲，等 . 乳腺癌的流行现状分析 [J]. 中国社会医学杂志，2012，29（5）：333-335.

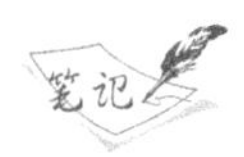

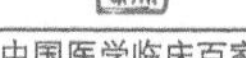

病例 28　首发发现腋下肿块与乳腺癌 1 例

病历摘要

【基本信息】

患者女性，51 岁，因“确诊右乳癌 5 天”入院。

现病史：患者于 3 个月前无意中触及右腋下肿块约“核桃”大小，质硬，边界不清，无疼痛不适，皮肤无红肿，乳头无凹陷，挤压后乳头无溢液，无橘皮征，无酒窝征，伴右上肢上抬困难，活动受限伴麻木，未治疗。3 天前患者发现右乳外上肿块约“花生米”大小，质硬，于 2023 年 9 月 6 日就诊于当地某医院行乳腺彩超、钼靶（具体结果患者未带不详）检查。于 2023 年 9 月 8 日在当地另一医院局部麻醉下行右乳肿块 + 右腋下肿块切除术，术后病理：右乳腺浸润性癌，右腋下淋巴结转移癌，建议进一步免疫组化。患者未做。于 2023 年 9 月 13 日就诊于我院，门诊医生建议手术治疗。患者为行手术治疗门诊以“右乳癌，右侧腋下淋巴结转移癌”收住院。患者目前精神状态良好，体力正常，食欲正常，睡眠正常，体重下降 8 kg，头晕 1 周，无黑便，排尿正常。

既往史：22 年前在当地医院行阑尾切除术。2 年前在当地某医院行右乳肿块切除术，术后病理提示良性。

个人史：正常哺乳 1 年余，无积乳及乳腺炎病史。未绝经。家族中无传染病及遗传病病史。

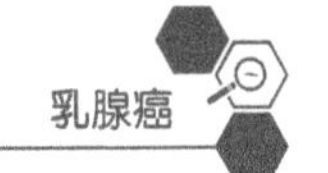

【专科查体】

双乳对称，双侧乳头无凹陷，挤压后双侧乳头未见溢液。双乳不均质，结节感。右侧乳腺 10 点位可见约 6 cm 术痕正常，缝线未拆除，愈合好。右乳腋下前线可见约 6 cm 术痕，缝线同前。双侧锁骨上下及双侧腋下未扪及异常肿大淋巴结。

【辅助检查】

2023 年 9 月 11 日（某医学检验所）乳腺病理结果：右乳腺浸润性癌，右腋下淋巴结转移癌，建议免疫组化进一步确诊。

2023 年 9 月 13 日北京某医学影像中心：右乳术后，右侧腋窝、胸壁及右乳外象限异常强化灶，考虑术后改变，未见明确肿瘤残留征象，建议结合临床，定期复查。

【诊断】

右侧乳腺癌，右腋下淋巴结转移。

【治疗】

患者入院后做好术前准备在全身麻醉下行乳腺癌改良根治术，术后病情平稳，恢复好。病理会诊报告：右侧乳腺包裹性乳头状癌。免疫组化：ER（+80%），PR（–），Her-2（+），Ki-67（1%），SMMHC（–），GATA3（+），CK5/6（–）。右侧腋下淋巴结见转移癌 8/23，癌组织呈高分化腺癌，并呈囊性扩张。免疫组化：ER（+90%），PR（–），Her-2（+），Ki-67（2%），CK5/6（–），SMMHC（–），GATA3（+），Calretinin（–），Vimentin（–）。根据病理报告施行化疗方案，建议 AC 序贯 T 8 个方案，随后放疗及内分泌治疗。

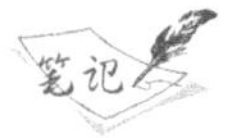

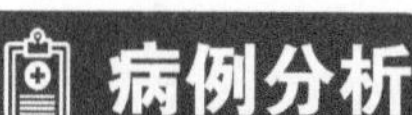

病例分析

本病例首发是发现腋下肿块并伴有压迫症状，出现上肢麻木、活动受限等，但患者并未关注，随后发现乳房肿块才引起重视。乳腺癌已经发生腋下及远处转移，但乳房肿块不明显，这类病例虽不常见但也不少，据文献报道，约3%的乳腺癌首发症状是腋下肿块，乳房肿块通过影像检查发现。本例患者出现腋下压迫症状上肢麻木时说明淋巴结已经与神经粘连，病情时间不短，之后随着时间的推移3个月后发现乳房肿块，其实此病例与隐匿性乳腺癌接近。隐匿性乳腺癌一般是指以腋窝淋巴结或锁骨上淋巴结转移为首发症状，而临床体检乳房未能触及肿块且影像学检查（包括乳腺彩超、乳腺钼靶等检查）也不能确定的乳腺癌，同时全身其他部位检查亦未发现原发病灶。然而随着影像学技术的进步，特别是乳腺MRI的应用，使隐匿性乳腺癌的定义发生了变化。目前部分学者认为，以腋窝淋巴结或锁骨上淋巴结转移为首发症状为隐匿性乳腺癌，并且具有乳腺原发癌灶生长缓慢而乳腺外的淋巴结或者其他器官等转移癌灶进展迅速的生长特点。从病情进展上本病例符合。值得分析的是本病例乳腺病理报告为包裹性乳头状癌，实质属于原位癌，原始报告经过多位病理专家会诊最终未发现浸润细胞，按道理发生转移的概率应该极低，但本例患者淋巴结转移且为首发症状，根据以往的病例资料实属罕见，值得再探讨分析。

病例点评

本病例比较特殊，病理诊断为包裹性乳头状癌，实质属原位

癌，但发生淋巴结转移，分析原因主要在于标本，包裹性囊壁组织中存在微小浸润灶，由于连续切片等原因未发现而已。所以，在今后临床上对于活检术后肿块报原位癌的病例，也建议常规做前哨淋巴结活检，避免遗漏存在微浸病灶而出现转移淋巴结，错失最佳治疗时机。

出现腋下肿块而未发现乳房肿块时很容易出现漏诊、误诊，需要警惕与常见来源腹腔肿瘤、淋巴瘤引起的淋巴结肿大鉴别。

（徐红）

参考文献

1. OFRI A，MOORE K. Occult breast cancer：where are we at?[J]. Breast，2020，54：211-215.
2. WONG Y P，TAN G C，MUHAMMAD R，et al. Occult primary breast carcinoma presented as an axillary mass：a diagnostic challenge[J]. Malays J Pathol，2020，42（1）：151-155.

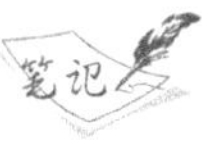

病例 29 Her-2 阳性乳腺癌新辅助化疗后病理学完全缓解 1 例

病历摘要

【基本信息】

患者女性，53 岁，因“发现右乳肿块半年余，穿刺确诊右乳癌 5 天”就诊。

现病史：患者于半年前洗澡时触及右乳肿块，约“小枣”大小，无疼痛不适，表面皮肤无红肿，未予在意。4 个月前患者自觉肿块较前明显增大，无疼痛。1 个月前患者自觉乳房疼痛不适，间断性，于 2023 年 2 月 2 日就诊北京某区医院，行乳腺超声：右乳外上象限低回声，BI-RADS 4b 级；右侧腋窝异常肿大淋巴结。该医院医生建议穿刺，2023 年 2 月 10 日穿刺病理回报：右乳肿块，浸润性癌，非特殊类型，组织学分级Ⅱ级，低分化。免疫组化：ER（–）、PR（–）、Her-2（2+ ～ 3+）、Ki-67（+30%）。患者为求进一步诊治，遂就诊我院门诊。

既往史及个人史：无特殊。

【专科查体】

双乳对称，双侧乳头无凹陷，挤压双侧乳头未见溢液。右乳外上可触及约 10 cm × 10 cm 肿块，质硬，边界不清，活动度较差，表面皮肤红肿。右侧腋下可触及多个肿大淋巴结。左侧腋下未触及明显肿大淋巴结。

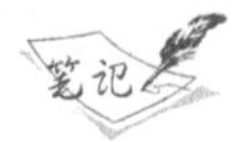

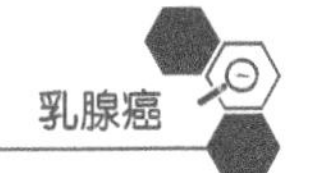

【辅助检查】

穿刺病理：我院会诊病理回报（右乳）浸润性癌，非特殊类型，SBR 组织学分级 3 级（评分 8 分）。原医院免疫组化结果：CK7(+)，CK20(–)，CK5/6(–)，p120(胞膜+)，E-cadherin(+)，Calponin(–)，p63(–)，SMA(–)，ER(+10%)，PR(–)，AR(–)，Her-2（3+），Topo-Ⅱa（+40%），p531（突变型），CD34（血管内皮细胞+），CD31（血管内皮细胞+），D2-40（淋巴管内皮细胞+），EGFR（弱+），Ki-67（+60%）；穿刺组织边缘见一些淋巴组织。右腋下淋巴结穿刺之纤维组织见癌组织浸润，周围见部分脂肪组织，未见明确淋巴结结构。

乳腺 MRI：右侧乳腺体积增大，局部乳腺皮肤增厚，右侧乳腺内见多发不规则肿块影，增强扫描病灶见明显不均匀强化，边缘欠光整，可见分叶，轴位最大层面位于外上象限，局部达皮缘，测得范围约 6.0 cm × 6.0 cm（左右径 × 前后径），时间 - 信号强度曲线多为流出型；病灶周围见片状强化影，与后方胸壁关系密切，分界欠清。3D-MIP：右乳病灶周围见增粗、增多血管影。双侧乳腺内见散在点片状强化，平扫部分不能突出显示。右侧腋窝、腋前区见多发结节影，大者约 1.1 cm × 1.8 cm。左侧腋窝区可见小淋巴结影。

【诊断】

右乳癌 $T_3N_1M_0$。

【治疗】

患者行 FISH 基因检测提示基因扩增，结合患者查体及相关检查，建议给予患者新辅助化疗。给予患者 TCHP 方案化疗，化疗 6 周期后行右乳癌改良根治术，术后病理回报右侧乳腺组织局

部见纤维组织增生、钙化及少量淋巴细胞浸润，多量泡沫样组织细胞增生，未见癌残留，结合临床病史符合化疗后改变；术中送检（右乳癌内上、正上、外上、正下、外下切缘）皮肤组织均未见癌，乳头未见癌累及；基底切缘未见癌，腋窝及送检（右侧第三极）淋巴结内未见转移癌（分别为 0/26 及 0/1），右侧胸肌间脂肪组织未见癌。患者经过新辅助化疗，临床达到病理学完全缓解（pathologic complete response，pCR），继续行靶向治疗，随访期间未见肿瘤复发征象。图 29-1 为新辅助治疗前后对比。

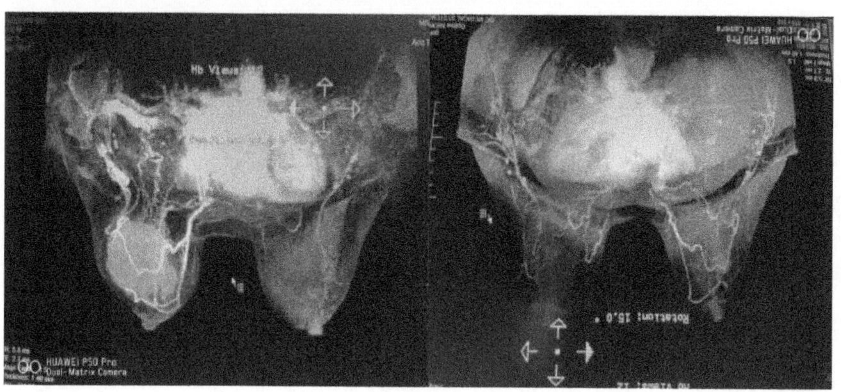

图 29-1　患者新辅助治疗前后对比

病例分析

乳腺癌目前居女性恶性肿瘤第一位，是发生在乳腺上皮组织的一种恶性肿瘤。*Her-2* 为原癌基因，与抑制细胞凋亡、促进细胞增殖相关。新辅助化疗是晚期乳腺癌患者的重要治疗方式，不仅可以抑制肿瘤细胞的增殖，还可以有效控制肿瘤原发灶的出现与微小转移。研究证实 Her-2 阳性乳腺癌对传统的 CMF 方案不敏感，与 Her-2 阴性的乳腺癌相比，Her-2 阳性的乳腺癌对放疗的敏感性

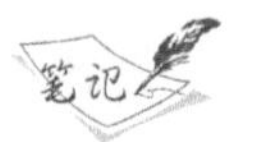

较低，并且对他莫昔芬具有一定的抵抗性。虽然这些特征给治疗带来了诸多困难，但靶向药物的出现使 Her-2 阳性乳腺癌的预后出现明显改善，其联合化疗的治疗方案使 Her-2 阳性的早期乳腺癌的治愈率得到了大幅度提高，同时减低了其术后复发转移和死亡风险。

Her-2 阳性的局部晚期乳腺癌，当患者肿瘤负荷较大，出现浸润灶伴有腋窝淋巴结转移时，优先考虑新辅助化疗。在乳腺癌患者中，20% ～ 30% 的患者为 Her-2 高表达，Her-2 高表达的患者恶性程度高，侵袭性更强，生存期更短，容易复发，预后较差。靶向药物的出现，能有效抑制 Her-2 阳性肿瘤细胞胞质中的酪氨酸酶活性，抑制肿瘤细胞的增殖和存活，明确患者进展后的变化，提高病理学完全缓解的发生率。该例患者为局部晚期乳腺癌，肿瘤负荷较大，应用的具体化疗药物为多西他赛 + 卡铂 + 曲妥珠单抗 + 帕妥珠单抗，多西他赛是常用的化疗药物，可以在乳腺癌、卵巢癌、胃癌和胰腺癌等癌症的治疗中发挥重要的应用价值，药物多以静脉滴注治疗，但是该药物容易出现骨髓抑制、过敏和皮肤反应。卡铂属于第二代铂类抗肿瘤药，与顺铂的生化特征具有相似性，但对消化道毒性和肾脏毒性较低。帕妥珠单抗为 Her-2 阳性乳腺癌患者提供新的治疗方式。帕妥珠单抗多与曲妥珠单抗联合使用，治疗具有高复发风险的 Her-2 阳性乳腺癌。患者行 6 周期的化疗方案，术后患者病理学完全缓解，提高了患者生存周期。

综上所述，Her-2 阳性乳腺癌患者采用 TCHP（多西他赛 + 卡铂 + 曲妥珠单抗 + 帕妥珠单抗）方案的效果突出，有利于降低患者 CEA、CA12-5、CA15-3 指标水平，提升 pCR 率。

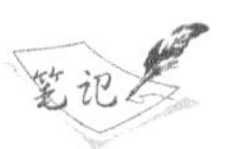

病例点评

在乳腺癌类型中，Her-2 阳性乳腺癌相对预后差，复发转移风险高，但随着科学与技术的进步，靶向治疗已经凸显优势。此病例通过化疗联合双靶治疗，术后病理提示完全未见肿瘤残存，新辅助治疗很成功。所以，无论何种病理分型，积极配合治疗总会有奇迹发生。

（王雅静）

参考文献

1. 程元甲，徐玲，叶京明，等．帕妥珠单抗与曲妥珠单抗联合化疗在早期乳腺癌新辅助治疗中的疗效评价 [J]. 中华临床医师杂志（电子版），2020，14（5）：344-348.
2. 辛灵，张虹，张爽，等．多西他赛 + 卡铂联合曲妥珠单抗方案对早期人表皮生长因子受体 2 阳性乳腺癌的新辅助治疗效果 [J]. 中华外科杂志，2021，59（3）：222-227.
3. 杨通印，易韦，文敬，等．金龙胶囊联合新辅助化疗治疗浸润性乳腺癌的疗效及多药耐药蛋白表达的变化 [J]. 中华肿瘤杂志，2019，41（2）：118-123.
4. 燕冰雪，黄世芬，夏云霞，等．含 T-DM1 治疗方案在 HER-2 阳性乳腺癌新辅助治疗中有效性及安全性的 Meta 分析 [J]. 兰州大学学报（医学版），2021，47（3）：1-7.
5. 张雪娣，牛红卫，张秀娟．曲妥珠单抗联合新辅助化疗治疗 Her-2 阳性乳腺癌的临床效果分析 [J]. 包头医学院学报，2020，36（3）：23-25.
6. 孟苗．曲妥珠单抗联合新辅助化疗对乳腺癌患者血管新生因子及乳腺组织中凋亡分子的影响 [J]. 中国药物评价，2018，35（2）：101-103.
7. 徐玲，叶京明，朱赛楠，等．HER-2 阳性早期乳腺癌 TCH 方案新辅助治疗疗效分析 [J]. 中华临床医师杂志（电子版），2021，15（10）：5.
8. 徐巧萍，朱洁瑾，刘坚，等．HER-2 阳性乳腺癌患者 2 种新辅助化疗方案的药物经济学评价 [J]. 中国现代应用药学，2019，36（8）：985-992.
9. 杨文强，刘敏，唐铁雷，等．TCH 新辅助化疗方案治疗 HER-2 阳性乳腺癌的疗效及对患者 ER、PR、HER-2 及 Ki-67 表达的影响 [J]. 海南医学，2020，31（20）：2598-2601.

笔记

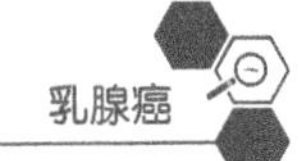

病例 30　同时性双侧乳腺癌伴双侧腋窝淋巴结转移 1 例

病历摘要

【基本信息】

患者女性，52 岁，主因“发现左侧乳头旁肿块 2 周”入院。

现病史：患者 2 周前无意中发现左侧乳头旁肿块，于当地县医院行乳腺彩超检查，提示双乳多发低回声结节 BI-RADS 4a 级（具体报告不详），医生建议手术活检。患者为求进一步治疗就诊于我院门诊，行乳腺彩超检查提示左乳低回声结节 BI-RADS 5 级，右乳低回声包块 BI-RADS 4c 级，右侧乳腺多发低回声结节 BI-RADS 4c 级。钼靶提示双乳 BI-RADS 4c 级，患者要求手术入院。

既往史：无乳腺癌家族史。

【专科查体】

左乳 5 点位乳头旁可触及大小约 2.0 cm × 2.0 cm 包块，质硬，形态尚规则，边界欠清，活动度尚可，右乳 1 ～ 3 点位可触及大小约 4.0 cm × 3.0 cm 片状增厚区，边界欠清，活动可，与皮肤及胸壁无粘连。挤压左侧乳头可见中央孔淡黄色溢液，挤压右侧乳头无溢液。左腋下可触及 1.5 cm × 1.0 cm 肿大淋巴结，活动可，边界尚清，右侧腋下及双侧锁骨上未触及异常肿大淋巴结。

【辅助检查】

乳腺超声：双侧乳腺腺体厚度正常，腺体回声紊乱不均，右

侧乳腺导管不扩张。左侧乳腺导管扩张，最宽内径为 0.27 cm，管壁光滑，内透声可。于右侧乳腺 1 ～ 2 点位距乳头约 3 cm 处见 0.73 cm × 0.45 cm 低回声结节，形态欠规则，边界欠清，内回声尚均匀，CDFI 提示周边及内部探及条状血流信号；2 ～ 3 点位距乳头 4 cm 处见 1.33 cm × 0.87 cm 低回声结节，形态欠规则，边界欠清，内回声尚均匀，CDFI 提示周边探及条状血流信号；2 点位距乳头 5 cm 处见 1.86 cm × 0.58 cm 低回声结节，形态欠规则，边界欠清，内回声尚均匀，CDFI 提示未见明确血流信号；2 点位距乳头 2 cm 处见 0.54 cm × 0.39 cm 低回声结节，形态欠规则，边界欠清，内回声尚均匀，CDFI 提示未见明确血流信号；3 点位距乳头 6 cm 处见 1.78 cm × 0.47 cm 低回声结节，形态欠规则，似多个融合，边界欠清，内回声尚均匀，CDFI 提示未见明确血流信号；3 点位距乳头 4 cm 处见 3.12 cm × 1.32 cm 低回声包块，形态欠规则，边界欠清，内回声尚均匀，CDFI 提示周边及内部探及少量血流信号。于左侧乳腺 5 点位距乳头 2 cm 处见 1.43 cm × 0.71 cm 低回声结节，形态欠规则，边界欠清，内回声尚均匀，CDFI 提示未见明确血流信号；4 ～ 5 点位乳头旁见 1.63 cm × 1.0 cm 低回声结节，形态欠规则，边界欠清，内回声欠均匀，CDFI 提示周边及内部探及条状血流信号，RI=0.67。双侧腋下未见异常肿大淋巴结。提示左乳低回声结节 BI-RADS 5 级，右乳低回声包块 BI-RADS 4c 级，右侧乳腺多发低回声结节 BI-RADS 4c 级；左侧乳腺导管扩张；双侧乳腺增生。

乳腺钼靶：左乳外下方见两个结节影，大者大小约 1.58 cm × 1.47 cm，稍高密度，形态欠规则，部分边界尚清，未见异常钙化。右乳内上方见散在结节影，稍高密度，个别形态欠规则，

个别边界欠清，内上方近乳腺边缘见少量成簇钙化点。双侧皮肤、乳头影未见异常。双侧腋下见肿大淋巴结影，左侧大小约 1.95 cm × 1.66 cm，高密度，形态规则，边界清楚；右侧大小约 2.5 cm × 1.65 cm，高密度，形态尚规则，边界尚清。提示左乳 BI-RADS 4c 级；右乳 BI-RADS 4c 级。双侧腋下淋巴结肿大，建议进一步检查。

乳腺 MRI：双侧乳腺可见多发散在结节状、散片及条索状稍长 T_1、稍长 T_2 信号影，形态不规则，边缘不光整，部分病灶周围可见毛刺，病灶以左乳外下及右乳内上为主，其中左乳较大病灶位于乳头后下方，大小约 1.77 cm × 1.83 cm，右乳较大病灶位于内上象限，大小约 1.43 cm × 1.0 cm。早期强化率＞ 120%，TICmax 呈流出型，DWI 呈高信号，ADC（min）=0.8 ～ 0.9，双侧乳腺散在点状强化，DWI 呈等或稍高信号。邻近皮肤、胸壁未见直接累及（图 30-1）。

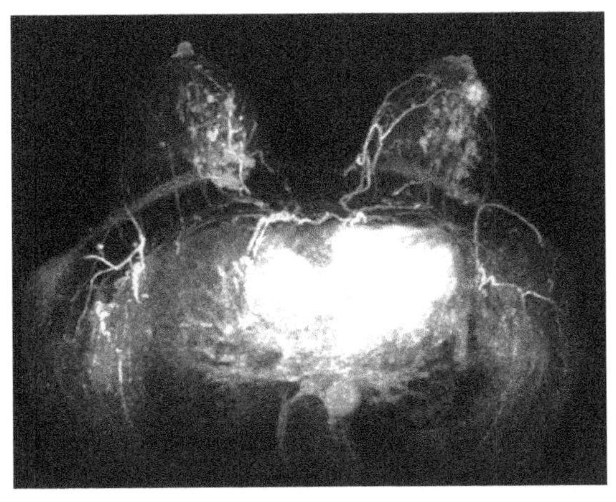

图 30-1　患者双侧乳腺 MRI

PET/CT 检查：①左侧乳腺外下象限软组织密度结节影，代谢增高，考虑恶性占位。②两侧乳腺另见多发小结节，代谢轻度增

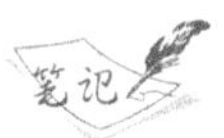

高，部分恶性不除外，请结合专科检查。③左侧腋窝淋巴结转移。④两侧胸膜局部增厚，肝右叶钙化灶。⑤脑部检查未见明确异常代谢征象。

【诊断】

双侧乳腺癌。

【治疗】

局部麻醉下行双乳肿块穿刺活检术＋左侧腋窝淋巴结穿刺活检术，穿刺病理：右 3 点穿刺为乳腺浸润性导管癌，Ⅱ级（腺管形成 3 分、核级 2 分、核分裂象 2 分，总分 7 分）。左 5 点穿刺为乳腺浸润性导管癌，Ⅱ级（腺管形成 3 分、核级 2 分、核分裂象 2 分，总分 7 分），伴片状坏死，周围可见少许导管内癌。左侧腋窝穿刺为淋巴组织中见转移癌。免疫组化结果:（右侧）ER（强，+90%），PR（–），Ki-67（+10%），Her-2（2+）;（左侧）ER（强，+＞90%），PR（–），Ki-67（+20%），Her-2（2+）。后全身麻醉下行左乳癌改良根治术＋右乳单纯切除术＋右侧前哨淋巴结活检术，术中右侧前哨淋巴结提示 1 个转移，随后清扫右侧腋窝淋巴结。术后按时换药，恢复好。

病理诊断:（左侧）乳腺浸润性导管癌，Ⅱ级，伴导管原位癌（约占 5%，中级核），大小约 1.4 cm × 1.2 cm × 1 cm，乳腺外上、外下、内上、内下切缘及乳头、基底未见癌浸润，送检左侧腋窝淋巴结见转移癌（6/6），自取左侧腋窝及送检（左第三极）淋巴结未见转移癌（分别为 0/9、0/1），送检（左侧胸肌间）纤维脂肪组织未见癌。免疫组化：ER（局部 +60%），PR（–），Ki-67（+5%），Her-2（0）。（右侧）乳腺浸润性导管癌，Ⅱ级，伴导管原位癌（约占 5%，中级核），共 4 灶，大小分别为 1.5 cm ×

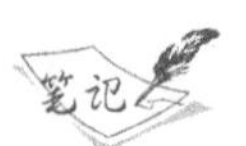

1 cm×0.7 cm、1.2 cm×0.7 cm×0.6 cm、1 cm×0.6 cm×0.6 cm、0.7 cm×0.5 cm×0.5 cm，乳腺外上、外下、内上、内下切缘及乳头、基底未见癌浸润，送检右侧腋窝及送检（右第三极、右侧腋静脉上、右侧胸肌间）淋巴结未见转移癌（分别为0/16、0/6、0/1、0/1），前哨淋巴结（1/1）。免疫组化：ER（+60%），PR（+5%），Ki-67（+5%），Her-2（0）。后续给予化疗、放疗及内分泌治疗。

病例分析

双侧乳腺癌（bilateral breast cancer，BBC）临床上不多见，但近年来双侧乳腺癌发病率呈上升趋势，BBC的发病率为所有乳腺癌病例的1.4%～11.8%。根据两侧乳腺癌发生的间隔时间分为同时性双侧乳腺癌（synchronous bilateral breast cancer，SBBC）和异时性双侧乳腺癌（metachronous bilateral breast cancer，MBBC），根据世界卫生组织的说法，同时性双侧乳腺癌是同时或在随后的3个月内被诊断出来，如果对侧肿瘤在3个月或更长时间发现，则认为是异时性的。一些学者将这一界限延长到6个月甚至12个月。

牛一茹的报道以6个月为分界标准，研究中全面系统性地回顾了关于SBBC的临床病理特点、分子病理特征、病因学研究进展、治疗、预后等相关文献报道，发现双侧乳腺癌与单纯乳腺癌分型及治疗无异，但BBC的预后差，总体生存率较低，文章提到有争议的部分仍是关于评定SBBC是原发性或转移性，大多数研究支持SBBC中有转移性病变的存在。明确患者发生同时性双侧乳腺癌对原发性或转移性是十分重要的，因为双侧原发被认为是一个局部分期，而对侧转移性乳腺癌则反映了全身肿瘤的扩散，

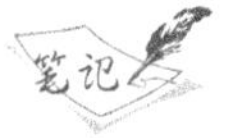

二者代表着不同的肿瘤进展阶段。

临床上诊断原发性双侧乳腺癌参照索隆格等归纳的 5 条标准：①组织学类型：双侧乳腺癌组织学类型不同是原发癌的诊断标准，但组织学相同类型不一定为非原发；②原位性病变：可找到原位癌或原位癌演变成浸润癌的病理学证据，即是原发癌最可靠的标准；③生长方式：原发病灶多呈单发生长，转移病灶则偏多发；④单侧乳腺癌发病并根治后 5 年以上无局部复发或远处转移证据；⑤排除诊断时已出现远处转移的病例。但是使用这些临床标准是存在局限性的，对号入座并不能完全明确是否为原发性或转移性，一些基因谱改变的分析可以在鉴别多种肿瘤之间的克隆关系时提供更客观的评估，也可作为现有临床病理评估的补充。

病例点评

本例患者明确为同时性双侧乳腺癌，术后病理提示左侧乳腺浸润性癌，左侧腋窝淋巴结转移为 6/16；右侧乳腺浸润性癌，多灶性，右侧淋巴结转移为 1/25。双侧乳腺癌分子分型具有一致性，遗憾的是患者并没有行基因检测明确是否为原发性或转移性，根据临床病理我们初步判定患者为转移性双侧乳腺癌，双侧乳腺癌不论双侧原发性或转移性治疗方法与单侧乳腺癌完全相同，排除远处转移后，一经确诊应积极手术治疗，后续的化疗、放疗及内分泌治疗根据较重一侧的结果进行，并进行密切的复查及随访工作。

（高明娟）

参考文献

1. MRUTHYUNJAYAPPA S，ZHANG K，ZHANG L J，et al. Synchronous and metachronous bilateral breast cancer：clinicopathologic characteristics and prognostic outcomes[J]. Hum Pathol，2019，92：1-9.
2. HUBER A，SEIDLER S J，HUBER D E. Clinicopathological characteristics, treatment and outcome of 123 patients with synchronous or metachronous bilateral breast cancer in a swiss institutional retrospective series[J]. Eur J Breast Health，2020，16（2）：129-136.
3. 牛一茹，吴焕文，梁智勇 . 同时性双侧乳腺癌的临床病理及分子特征 [J]. 中华病理学杂志，2018，47（10）：811-813.
4. FIALKOW P J. Clonal origin of human tumors[J]. Biochim Biophys Acta，1976，458（3）：283-321.
5. BANELLI B，CASCIANO I，DI VINCI A，et al. Pathological and molecular characteristics distinguishing contralateralmetastatic from new primary breast cancer[J]. Ann Oncol，2010，21（6）：1237-1242.
6. TEIXEIRA M R，RIBEIRO F R，TORRES L，et al. Assessment of clonal relationships in ipsilateral and bilateral multiple breast carcinomas by comparative genomic hybridisation and hierarchical clustering analysis[J]. Br J Cancer，2004，91（4）：775-782.

病例 31　高危三阴性乳腺癌治疗 1 例

病历摘要

【基本信息】

患者女性，66 岁，主因“发现右乳肿块 3 个月”就诊。

现病史：2021 年 2 月中旬发现右乳肿块约“花生米”样大小，逐渐增大，伴右侧乳头乳晕区偶有臭味，局部皮肤稍发红，2021 年 4 月自觉肿块已经明显增大，约 5 cm 以上，遂来我院就诊。

既往史：丙型病毒性肝炎病史 20 年，否认乳腺癌家族史。

【专科查体】

双乳对称，右侧乳头牵拉、凹陷，右乳皮肤发红，挤压乳头未见溢液。右乳乳头后方周围区域可触及大小约 9.0 cm × 5.0 cm 肿块，质硬，无触痛，表面光滑，活动度差，边界不清，与皮肤粘连，与胸壁无粘连，右侧腋窝可触及肿大淋巴结。左侧乳腺及腋窝淋巴结未触及异常。

【辅助检查】

2021 年 4 月 28 日乳腺彩超：右侧乳腺低回声区 BI-RADS 5 级；右侧乳腺低回声结节 BI-RADS 5 级；双侧乳腺增生，右侧腋下淋巴结肿大。

2021 年 5 月 8 日右乳肿块穿刺病理：（右）乳腺组织导管上皮增生明显，间质内见胞质丰富的细胞浸润性生长，不除外浸润性癌，需免疫标记进一步明确。

2021 年 5 月 17 日免疫组化结果：ER（–），Her-2（2+），Ki-67

（+10%），P53（+＜0%），PR（–），符合浸润性乳腺癌，非特殊类型，Ⅱ级（NGS 评分 3+2+2=7 分）。进一步行 FISH 复查 Her-2 表达情况，结果未见扩增。

2021 年 5 月 18 日乳腺 MRI：右侧乳腺多发占位性病变，大小不等、不规则形团块状、结节状病变，部分融合，增强扫描见明显不均匀强化，边界欠清，有毛刺，病变范围约 5.1 cm × 2.1 cm × 3.8 cm，右侧腋下淋巴结大小约 2.3 cm × 1.37 cm（图 31-1）。

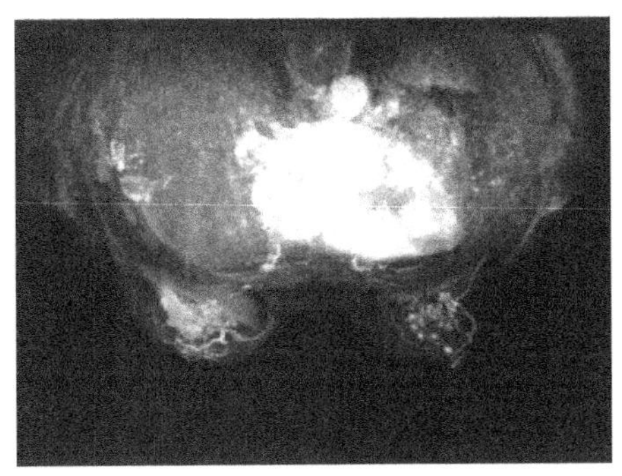

图 31-1　2021 年 5 月 18 日乳腺 MRI

头颅 CT、腹部彩超、胸部 X 线、骨扫描、心电图、妇科超声及甲状腺超声均未见异常。

实验室检查：CY21-1 3.76 ng/mL，NSE 20.63 ng/mL。血常规、生化未见异常。丙肝病毒抗体 1.21 S/CO。

【诊断】

①右乳三阴性乳腺癌（$cT_4N_1M_0$，Ⅲ期）；②丙型病毒性肝炎。

【治疗】

于 2021 年 5 月 14 日给予 TP 方案化疗（白蛋白紫杉醇 398 mg + 卡铂 550 mg）。化疗顺利，耐受良好。经过 3 次化疗后，MRI、超声及查体发现病灶明显缩小（图 31-2）。

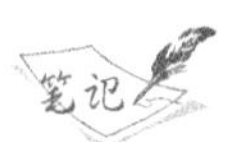

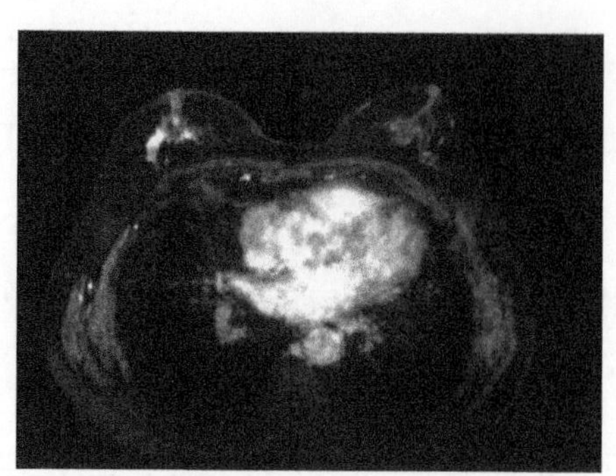

图 31-2　2021 年 9 月 29 日乳腺 MRI

第 4 次化疗后发现肿瘤没有继续缩小（图 31-3），TP 化疗 4 次后复查，评估肿瘤变化。2021 年 9 月 23 日超声：右乳 6 ～ 10 点位距乳头 1 cm 处见低回声区，大小约 2.85 cm × 0.82 cm，形态不规则，11 ～ 1 点位乳头旁低回声区，大小约 2.89 cm × 0.9 cm，右侧腋下探及多个低回声结节，大者约 2.0 cm × 0.74 cm。MRI 检查：右乳多发占位性病变范围较前缩小，右腋窝淋巴结较前缩小，目前为 1.5 cm × 0.8 cm。考虑化疗后病灶虽明显缩小，但后 2 次变化不明显，不除外化疗耐药，更改化疗方案为 TAC（紫杉醇 260 mg/m^2，吡柔比星 50 mg/m^2，环磷酰胺 500 mg/m^2）继续治疗。患者化疗过程中出现白细胞显著下降，经应用粒细胞刺激因子后纠正。

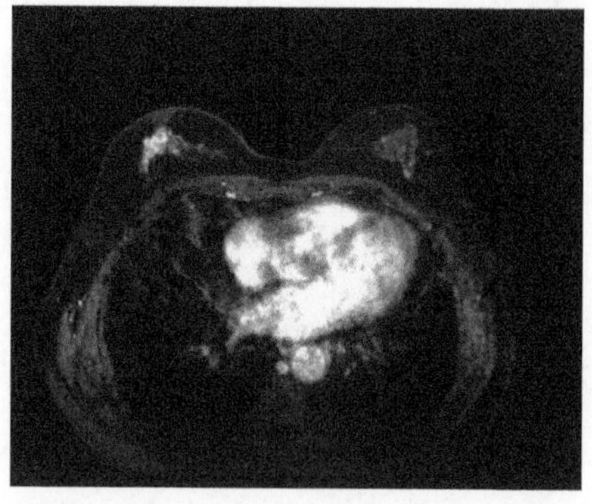

图 31-3　2021 年 11 月 29 日乳腺 MRI

患者继续完成 2 次 TAC 新辅助治疗后，再次评估，无明显缩小（图 31-4）。化疗反应为临床部分缓解（cCR）或稳定疾病（SD），考虑新辅助化疗患者无法达到病理完全缓解（pCR），于 2022 年 2 月 10 日行左乳癌改良根治术。

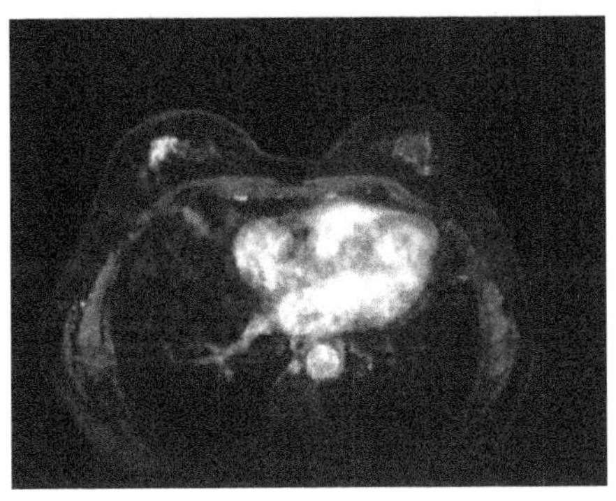

图 31-4　2022 年 2 月 22 日乳腺 MRI

术后病理：（右侧）乳腺浸润性癌，部分细胞退变，符合治疗后改变，范围约 4.5 cm × 3 cm × 2 cm，乳头、皮肤及基底未见癌；腋窝淋巴结见转移癌（7/13），送检（右乳第三极）淋巴结未见转移癌（0/1），（右侧胸肌间）脂肪组织未见癌。免疫组化结果：ER（–），Her-2（1+），Ki-67（+10%），PR（–），GATA3（+），CD20（少量 B 细胞），CD3（T 细胞 +），CD45（淋巴细胞 +），CD138（–）。

术后治疗：患者术后恢复良好，*BRCA* 基因阴性，术后给予口服卡培他滨强化治疗 1 年，每 3 个月复查，目前已经术后 21 个月，患者身体情况良好，每天在公园规律锻炼。随访复查间隔改为半年 1 次。

病例分析

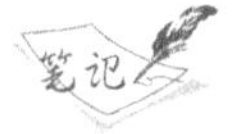

临床上按照免疫组化 ER、Her-2、PR、Ki-67 的表达情况，

将乳腺癌分为Lmuminal A型、Lmuminal B型、Her-2型、三阴性。三阴性乳腺癌（triple-negative breast cancer，TNBC）即ER、Her-2和PR均为阴性表达的乳腺癌。TNBC占全部乳腺癌的20%，恶性程度高，发现或诊断时临床分期晚，复发转移率高，病灶间异质性强，是所有乳腺癌中预后最差的。治疗手段仅局限于化疗、放疗及手术。

本例患者入院时穿刺活检证实为浸润性乳腺癌。免疫组化及FISH检查提示为三阴性，结合有乳腺皮肤发红、乳头乳晕区皮肤轻度水肿的临床表现，考虑为炎性乳腺癌，属高复发风险的三阴性乳腺癌。因肿瘤范围相对较大，直接手术易造成肿瘤残留。故术前做了新辅助化疗，争取使整个病灶缩小，或消失达到pCR。从而使无法直接行根治性手术的病灶转为可以手术根治。

对于已经确诊的乳腺癌，完善全身检查，评估分期，明确有无远处转移。新辅助治疗前，首先应确定评估肿瘤化疗后体积变化的监测手段，本例患者治疗前行肿瘤体表标记，同时每疗程超声复查，每两个疗程行MRI检查，可以对肿瘤大小、病灶数量、有无转移病灶等的变化情况有全面了解。

对于新辅助化疗方案的选择，根据中国临床肿瘤学会指南，给予TP（白蛋白紫杉醇+卡铂）方案化疗，理论上Ki-67较高的对铂类治疗敏感，对破坏DNA化学结构的细胞毒性的化疗（如烷化剂、铂类、丝裂霉素）及放疗可能敏感，但本例患者Ki-67（+10%），化疗敏感性较差，故虽然前两次化疗后超声及查体发现病灶明显减小，但第三次化疗开始肿瘤缩小幅度不大，第四次无明显变化，提示不除外化疗耐药，更改化疗方案为TAC（紫杉醇260 mg/m^2，吡柔比星50 mg/m^2，环磷酰胺500 mg/m^2）。4次TP

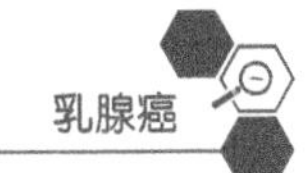

及两次 TAC 后患者未能达到或接近 pCR，为尽快缓解局部症状、控制肿瘤发展，抓住时机行根治性手术治疗，术后恢复良好。

多数三阴性乳腺癌患者在接受了紫杉醇、蒽环类、铂类、环磷酰胺等治疗后，一旦出现复发转移，预后极差，中位生存率仅为 12 个月左右，尽管理论上无法治愈，但可以控制肿瘤生长，改善患者生存质量。本例患者术前未能达到 pCR，故术后给予口服卡培他滨单药维持强化治疗。随访 21 个月，患者目前一般状况良好。

三阴性乳腺癌其实是一群异质性乳腺癌的统称，目前对三阴性乳腺癌的分子本质尚缺乏了解，不同患者之间肿瘤的差异性很大，异质性明显。各国学者对 TNBC 进行了分型探索，针对性地选择治疗优选方案，如复旦大学对三阴性乳腺癌进行了多组学研究，即转录组、基因组、蛋白组、代谢组、影像组、病理组等。对其分子分型，可能的治疗靶点，以及作用机制进行探索。将 TNBC 分为 IM、LAR、MES 和 BLIS 4 种不同的亚型。IM 亚型具有高表达的免疫细胞信号和细胞因子信号基因。LAR 亚型以雄激素受体信号传导为特征。MES 亚型富含生长因子信号通路。BLIS 是免疫反应基因下调、细胞周期激活和 DNA 修复。目前新型靶向治疗和免疫治疗逐步应用于临床，取得令人鼓舞的成果。然而，TNBC 极具异质性，只有部分亚型可在免疫治疗中获益。

目前 TNBC 的治疗分为 4 种：①免疫抑制剂。美国食品药品监督管理局已批准阿替利珠单抗与白蛋白紫杉醇联合用于 PD-L1 阳性晚期 TNBC；批准帕博利珠单抗与化疗联合用于表达 PD-L1（CPS ≥ 10）的局部复发的、不可切除的 TNBC 或晚期 TNBC 患者，或早期高危 TNBC 患者。研究提示 CD8、PD-L1 和体细胞

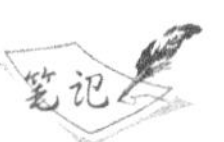

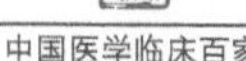

突变等标志物有助于临床决策。② PARP 抑制剂。在具有 *BRCA* 突变的 TNBC 患者中通过 PARP 抑制剂和 *BRCA* 突变之间有合成致死效应的策略治疗肿瘤，其疗效比化疗更好。③ PI3K/AKT/mTOR 抑制剂。在其信号传导通路中，通过 PI3K/AKT/mTOR 的激活及细胞内信号转导促进细胞代谢、生长、增殖，调节细胞周期和细胞凋亡。其与化疗联合用于治疗早期、晚期 TNBC 患者。④抗体药物耦联物。其由抗体、细胞毒性有效载荷和化学接头组成，利用抗体的特异性将毒性有效载荷靶向肿瘤细胞。能够减少对正常细胞的破坏，是一种精确且高效的方式。

因免疫抑制剂多用于转移或复发病例，本例患者术前未做 PD-L1 检测，故新辅助治疗中未使用免疫抑制剂。但根据目前的研究进展，如果能将临床研究证实有效的治疗手段如免疫抑制剂等，前移到早期高复发风险的 TNBC 的新辅助治疗阶段，与新辅助化疗同时应用，或许可提高此类患者的 pCR 率，并在术后继续使用 PD-L1 制剂满 1 年，从而进一步改善患者的无事件生存率（EFS）。

病例点评

乳腺癌病理类型中预后比较差的为三阴性乳腺癌，临床特点是易于早期复发，一旦复发转移后，病情进展迅速，治疗方面也缺乏有效的治疗靶点，目前美国国立综合癌症网络发布的指南对三阴性乳腺癌的治疗还是以化疗为主。在后期治疗中可以应用免疫抑制剂 PD-L1。对于 Her-2 低表达的乳腺癌也可以尝试 ADC 药物，代表药 DS-8201 类德曲妥珠单抗。全球也在致力于有效治疗

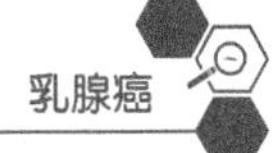

药物的研发中，期待早日上市。

（史宏志）

参考文献

1. HOSSAIN F，MAJUMDER S，DAVID J，et al. Precision medicine and triple-negative breast cancer：current landscape and future directions[J]. Cancers，2021，13（15）：3739.
2. 宿晨，程凯，周洁，等 . PARP 抑制剂在三阴性乳腺癌治疗中的研究进展 [J]. 医学研究生学报，2021，34（11）：1223-1227.
3. FU Z W，LI S J，HAN S F，et al. Antibody drug conjugate：the "biological missile" for targeted cancer therapy[J]. Sig Transduct Target Ther，2022，7（1）：93.

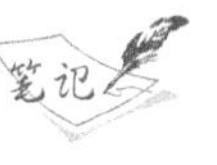

病例 32　乳腺癌肝转移 1 例

病历摘要

【基本信息】

患者女性，主因“左乳癌术后 9 年，肝转移 7 年，皮肤黄染 1 个月”入院。

现病史：患者主因“发现左乳肿块 1 月余”，于 2013 年 3 月在北京某肿瘤医院行细针穿刺，结果提示左乳浸润性导管癌，于 2013 年 3 月 26 日全身麻醉下行左乳单纯切除 + 左侧前哨淋巴结活检术，术后病理提示乳腺浸润性导管癌，Ⅲ级，大小约 2.2 cm × 2.0 cm × 1.4 cm，未累及乳头、皮肤及胸肌筋膜，周围乳腺呈腺病。另送检前哨淋巴结见转移性癌（2/13），分期为 $pT_2N_1M_x$。免疫组化结果：ER（强，+70%），PR（强，+60%），Her-2（–），Ki-67（平均约 10%）。术后患者拒绝放化疗，服用枸橼酸他莫昔芬 2 个月后自行停药，应用醋酸戈舍瑞林 1 年后停药。2014 年 3 月全面检查未见明显异常。2015 年 3 月于北京某肿瘤医院复查，行腹部彩超提示肝脏新发实性肿块，大小约 4.5 cm，考虑转移癌，建议 CT 进一步检查。乳腺彩超示左腋下淋巴结。腹部 CT 提示肝右叶占位，约 4.2 cm × 2.7 cm，转移瘤与炎症鉴别，建议结合临床或 MRI 检查。腹部 MRI 提示肝右叶占位性病变，考虑恶性肿瘤可能行大，转移瘤？肝脏多发小囊肿，右肾小。遂于 2015 年 4 月 20 日行肝脏肿块射频消融术，术后予以 AT 方案化疗 6 次：注射用盐酸表柔比星 60 mg，d1、d2+ 注射

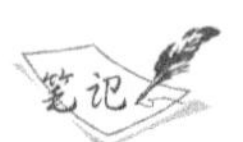

用紫杉醇（白蛋白结合型）300 mg，d3，3w 方案。6 次化疗后行腹部 MRI 提示肝脏转移瘤较前缩小，胸腹部 CT 提示左腋窝肿块较前缩小，评估 SD。后续予以枸橼酸他莫昔芬 10 mg，bid，口服；醋酸戈舍瑞林植入剂 3.6 mg，皮下注射，1 次 /28 日。2016 年于我院复查 PET/CT：左侧腋窝、左侧内乳淋巴链区、左侧锁骨上窝多发转移，肝右前叶上段“肿瘤转移灶”射频消融治疗后改变，其边缘代谢略高，不除外仍有少许残留活性肿瘤组织可能。于我科住院，予以 TX 方案化疗 4 次：注射用紫杉醇（白蛋白结合型）300 mg+ 卡培他滨片 2.5 g（早）、2.0 g（晚）。于 2016 年 10 月全身麻醉下行左侧腋下淋巴结清扫术，术后病理结果回报:（左侧第三极、左侧腋窝清扫淋巴脂肪组织）淋巴结见癌转移（1/1、5/14）;（左胸肌间）淋巴结未见癌转移（0/5）。后继续行 TX 方案化疗 2 周期，放疗科完善放疗，后续口服来曲唑 + 醋酸戈舍瑞林植入剂 3.6 mg 皮下注射。于 2018 年 8 月在北京某肿瘤医院再次行肝脏肿瘤射频消融术，术后口服哌柏西利 + 来曲唑（进口），定期复查，疾病稳定。2020 年初因疫情自行停用哌柏西利，口服来曲唑，定期复查，病情稳定。2022 年 5 月自觉咽部不适，伴后腰部疼痛，行理疗，未见明显好转，出现声音嘶哑。2022 年 6 月于当地医院复查，行腹部 MRI：左侧乳腺术后，肝转移瘤射频术后。较 2018 年 12 月 15 日 MRI：①肝内新发多发异常信号，结合病史考虑转移瘤，请结合临床。②肝右叶凝固性坏死灶较前略缩小。患者自行口服哌柏西利 + 来曲唑 1 个周期，自觉后背不适症状较前好转，用药期间骨髓抑制、血小板减少，予以对症处理。于北京某肿瘤医院行 PET/CT 检查：①左侧乳腺术后缺如，左侧腋窝术后，术区未见明显肿块，未见代谢增高，请结

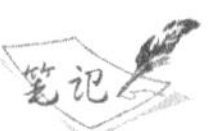

合超声。②双侧气管食管沟、纵隔（7、8 区）、下段食管旁、门腔间隙多发淋巴结，较前增大，伴代谢增高，考虑转移。双肺门、纵隔（4R/ L）淋巴结同前相仿，代谢增高，建议随诊。③肝右后叶下段稍低密度影，为新出现，伴代谢增高，考虑转移。肝右叶被膜下不规则低密度区，同前相仿，未见代谢增高，考虑治疗后改变，请随诊。④双肺散在微小结节及类结节，部分伴轻度代谢增高，部分为新出现，需警惕转移，余大致同前，请随诊。⑤枕骨右侧代谢增高灶，局部骨密度欠均，不除外转移，请密切随诊。部分胸椎代谢稀疏，考虑与放疗有关。患者于 2022 年 7 月就诊于我院，建议应用阿贝西利 + 氟维司群注射液，患者用药后声音嘶哑好转，有腹泻症状，对症用药后好转。2022 年 10 月底出现皮肤及巩膜黄染，伴小便发黄，以梗阻性黄疸、乳腺癌肝转移收治入院。

既往史：既往体健。

个人史：无特殊。

【专科查体】

全身皮肤黄染，巩膜黄染，腹软、平坦，右上腹压痛，无反跳痛及肌紧张，腹部未触及明显肿块。双乳不对称，左乳缺如，左胸壁可见长约 18 cm 手术瘢痕，未触及明显肿块。右侧乳头无凹陷，挤压右侧乳头未见溢液，未触及明显肿块，双侧腋下未触及明显肿大淋巴结。

【辅助检查】

2022 年 11 月 8 日本院生化全项：丙氨酸转氨酶 166 IU/ L，天冬氨酸转氨酶 151 IU/L，直接胆红素 225.0 μmol/L，总胆红素 280.3 μmol/L。

住院行腹部增强 CT：肝内多发占位，结合病史考虑肝转移瘤；胆总管下端区域及胰头区域占位性病变，胸腰椎及髂骨高密度影，建议进一步检查。

【诊断】

①梗阻性黄疸；②乳腺癌术后肝转移；③肝功能异常；④双侧气管旁多发淋巴结（转移瘤）。

【治疗】

予以经皮肝穿刺胆管置管引流术引流，行肝脏肿块穿刺术，病理提示穿刺肝组织中见肿瘤细胞呈巢状及腺样浸润性生长，免疫组化染色显示肿瘤细胞 CK19（+），GCDFP-15（–），p120（膜 +），PR（+40%），ER（+90%），Her-2（–），CD34（血管内皮细胞 +），Hepatocyte（–），GPC-3（–），Ki-67（+50%）。结合既往病史，首先考虑乳腺癌肝转移。予以保肝退黄等对症治疗，胆红素及肝功能恢复正常，黄疸消退。结合既往用药，予以 AC 方案化疗：注射用环磷酰胺 + 盐酸多柔比星脂质体注射液，酌情予以药物减量，继续保肝等对症处理。6 次 AC 治疗后评估 SD，更换为 TX 方案化疗：注射用紫杉醇（白蛋白结合型）200 mg，单周疗法 + 卡培他滨片口服，d1 ～ d14。因骨髓抑制明显，紫杉醇改为 3 周方案，予以注射用紫杉醇（白蛋白结合型）380 mg+ 卡培他滨片口服。4 次 TX 方案治疗结束后，于 2023 年 10 月 9 日行上腹部 + 下腹部 + 头颅 + 颈部 CT 评估 SD，后应用注射用戈沙妥珠单抗，3 个周期后于 2023 年 12 月行腹部 CT 评估疗效 SD，肿瘤指标逐渐上升，应用甲磺酸艾日布林注射液加盐酸安罗替尼胶囊化疗。患者目前精神状态可，饮食可，体重未见减轻，肝肾功能、白蛋白、电解质均正常。

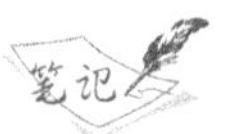

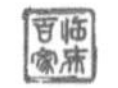

病例分析

乳腺癌是目前全球女性发病率最高的恶性肿瘤，死亡率亦居女性恶性肿瘤之首。随着乳腺癌筛查的普及和医疗技术水平的改善，早期乳腺癌的检出率增高，有效地降低了其病死率。但部分乳腺癌患者虽然及时接受手术及综合治疗，仍有发生术后远处脏器转移的概率。乳腺癌常见的转移部位有肝、肺、骨和脑，约有一半的转移性乳腺癌患者出现肝转移，5% ～ 12% 乳腺癌患者复发主要部位是肝脏。乳腺癌肝转移常伴其他部位的复发、转移；多不伴有肝硬化，患者肝储备功能一般较好；早期乳腺癌肝转移多无明显症状，随病情进展，可继而出现发热、食欲缺乏、腹胀，腹水、黄疸、肝大等症状和体征；肝功能多处于严重损伤状态，此时肝转移病灶已处于十分严重阶段，对于常规的化疗、靶向药物治疗等效果有限，常提示预后差、生存时间短。

乳腺癌肝转移的治疗也成为目前研究热点及难点之一，目前尚无针对晚期乳腺癌肝转移患者的治疗指南。乳腺癌肝转移强调以分子亚型为基础的综合治疗，在不断探索和创新中，尽可能实现个体化和精准化治疗。其治疗包括全身治疗和局部治疗。全身治疗包括化疗、内分泌治疗（激素受体阳性者）及分子靶向治疗（Her-2 阳性者）。内分泌和靶向新型药物的不断研发给乳腺癌肝转移治疗带来了希望。乳腺癌肝转移可导致肝功能异常，而大多数全身治疗药物亦引起肝功能损害。因此，乳腺癌肝转移全身治疗应结合患者的综合情况（肿瘤负荷、疾病进展情况及全身情况）合理选择治疗方案，用药组合及用药剂量均应酌情调整。乳腺癌肝转移是一种全身性疾病，其局部治疗疗效和方案目前存在争议，

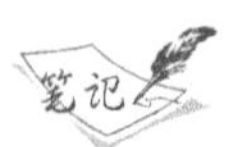

局部治疗包括外科手术切除、热消融和放疗。随着许多大型临床试验的开展，多学科诊疗模式的普及，局部治疗在一些特定人群中表现出生存获益，需结合患者肝脏转移灶及全身情况，结合各项治疗的适应证，合理选择局部治疗方案。

病例点评

此患者实际发现乳腺肿瘤治疗至今已经有 10 年，初期在外院治疗，术后治疗不规范，没有按医嘱用药，导致术后 2 年第一次复发。这次复发留下隐患。复发原因为患者对自身病情没有引起足够重视，看到药物副作用轻易停药放弃治疗。而同样淋巴结转移多达 28 个的另一患者，是高危中的高危，但是经过正规治疗到目前安好。

此患者复发后经过了化疗、肝脏射频消融治疗后来我院，经过仔细评估后肝脏有残余瘤再次化疗，肝脏病情稳定，腋下及第三极淋巴结未消失，患者要求手术治疗，术后实施放疗病情平稳，经过 6 年稳定期及中间的巩固治疗后又自行停药，导致第二次复发。此次复发比第一次严重，腹腔肿大淋巴结部分堵塞肝门部导致黄疸严重，肝脏肿瘤长大。目前为止，患者还在治疗中，病情稳定。6 年平稳不一定是肿瘤的消失，只是靠药物功能作用暂时的抑制，表现相对稳定，此时停药复发概率极高。

本例患者治疗周期长，展示此病例的意义首先在于提醒患者对病情要重视，以及遵医嘱的重要性。其次，也是让患者看到复发后经过正规治疗还是很有希望的。新研发的药物不断涌现，也再次提醒各位医生对患者病情告知的重要性。

（赵峰霞）

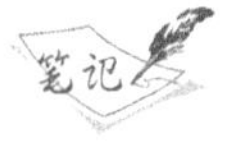

参考文献

1. BRAY F，FERLAY J，SOERJOMATARAM I，et al. Global cancer statistics 2018：GLOBOCAN estimates of incidence and mortality worldwide for 36 cancers in 185 countries[J]. CA Cancer J Clin，2018，68（6）：394-424.
2. 董印，杨欢，袁宪顺. 扩散加权成像在乳腺癌肝转移化学治疗效果早期评价中的应用 [J]. 医学影像学杂志，2021，31（5）：806-809.
3. HE Z Y，WU S G，PENG F，et al. Up - regulation of RFC3 promotes triple negative breast cancer metastasis and is associated with poor prognosis via EMT[J]. Transl Oncol，2017，10（1）：1-9.
4. 杨文倩，林婉宜，龚畅. 乳腺癌肝转移特征及诊疗 [J]. 岭南现代临床外科，2021，21（3）：272-277.
5. 张振伟，孙家和，张立功，等. 乳腺癌骨转移病人危险因素及预后因素分析 [J]. 临床外科杂志，2021，29（3）：243-247.
6. 张英，李中，李绿竹，等. 马来酸吡咯替尼治疗人类表皮生长因子受体 2 阳性晚期乳腺癌伴肝转移 1 例 [J]. 安徽医药，2021，25（2）：394-396.
7. 王淋，刘莉花，王海瑞，等. 乳腺癌肝转移综合治疗的进展 [J]. 医学综述，2021，27（13）：2570-2582.

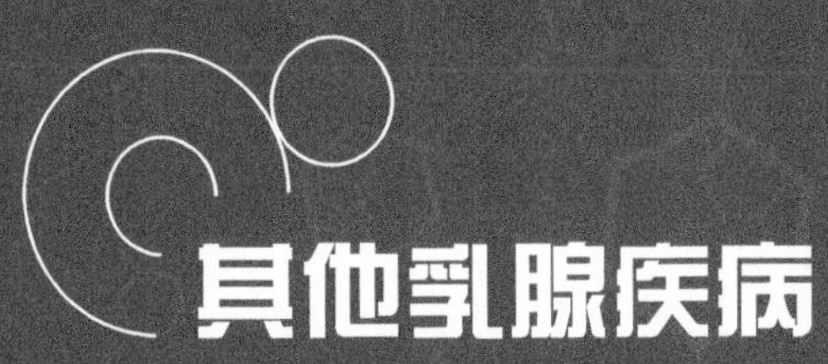

病例 33　自体脂肪移植后坏死伴发感染 1 例

病历摘要

【基本信息】

患者女性，42 岁，因“发现双乳多发肿块 13 年余”入院。

现病史：患者于 2007 年 8 月在某医院行自体脂肪移植术。2007 年 12 月无意中触及左乳肿块，约“花生米”大小，质韧，就诊于某医院，局部理疗后肿块消失。于 2008 年 3 月触及双乳

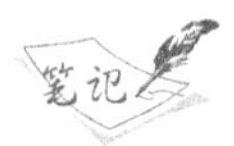

多发肿块，约“花生米”大小，未治疗。2018 年左乳肿块较前逐渐增大至“鸡蛋”大小，就诊于某医院行左乳肿块穿刺，病理提示脂肪组织，医生建议观察，定期复查。2021 年 9 月患者抬桌子后左乳肿块突然增大至约“拳头”大小，右乳约“核桃”大小，质硬，边界清，活动可；左乳胀痛、针刺样疼痛，伴左腋下放射痛；无发热、寒战，无胸闷、心悸；双侧乳头无凹陷，挤压后乳头无溢液等；左乳上方肿块皮肤红肿，右乳皮肤无红肿，自行口服“乳癖消片”1 周后，左乳疼痛明显缓解，红肿消失，肿块较前稍变小，右乳肿块无明显变化。为进一步诊治，患者于 2021 年 10 月 15 日在我院门诊行检查，发现双乳内巨大钙化，为行手术治疗入院。

【专科查体】

双乳不对称，左侧丰满，双侧乳头无凹陷，挤压后双侧乳头有多孔溢液，量少，呈灰色。双乳可触及多发肿块，表面皮肤无红肿。右乳较大肿块位于 12 点位距乳头约 3 cm 处，大小约 6.0 cm × 4.0 cm，右乳 2 ～ 3 点位距乳头约 3 cm 处，大小约 4.0 cm × 3.0 cm，右乳 9 ～ 10 点位距乳头约 2 cm 处，大小约 3.7 cm × 2.2 cm，以上肿块均质硬，边界清，活动好。左乳较大肿块位于 10 ～ 12 点位距乳头约 1 cm 处，大小约 8 cm × 5 cm，质硬，边界欠清，活动差。双侧锁骨上下及腋下未触及异常肿大淋巴结。

【辅助检查】

乳腺彩超：双侧乳腺自体脂肪移植术后；双侧乳腺多发低回声结节（BI-RADS 3 级）；双侧乳腺多发低回声包块，脂肪坏死？左侧乳腺低回声区，炎症？双侧乳腺导管扩张；双侧乳腺增生；左侧腋下淋巴结肿大。

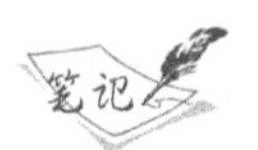

乳腺钼靶检查：双侧乳腺多量腺体型，左乳上方近边缘处见肿块影，大小约 6.59 cm × 5.07 cm，稍高密度，形态尚规则，边界尚清，其内见蛋壳样钙化；左乳内见散在小结节影，高密度，形态尚规则，边缘尚清楚。右乳内见散在小结节影，高密度，形态尚规则，边缘尚清楚，余见数枚散在蛋壳样钙化，左乳（BI-RADS 3 级），右乳（BI-RADS 3 级）。

乳腺增强 MRI：双侧乳腺自体脂肪移植术后改变，双乳腺多发团块状、条状异常信号影，考虑为植入脂肪团块；左乳脂肪团块周围及其内上方近胸壁处异常强化，考虑炎性病变可能性大，建议治疗后复查，必要时穿刺活检；双侧乳腺散在斑点状、小结节状强化灶，考虑 BI-RADS 3 级；双乳导管扩张。

【诊断】

①双乳钙化待查；②脂肪移植术后。

【治疗】

患者于 2021 年 11 月 3 日在全身麻醉下行双乳病变区段切除术 + 双乳肿块切除术。术后病理：（左侧）局部见乳腺组织坏死及脂肪坏死，大量中性粒细胞浸润，泡沫样组织细胞增生；（右 2 ～ 3 点位）乳腺组织见脂肪坏死及钙化、骨化，周围乳腺组织部分导管潴留、扩张；（右 12 点位）乳腺组织见脂肪坏死及钙化，周围乳腺组织呈纤维腺病伴纤维腺瘤形成，少数导管上皮增生，部分导管潴留、扩张，并见微钙化；（右 9 ～ 10 点位）脂肪坏死结节。结合病史，符合自体脂肪移植术后改变。术后 2 周拆线，恢复好，随访 3 个月无复发。

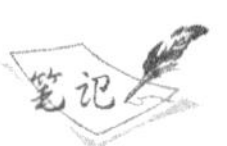

病例分析

自体脂肪移植术是将自身其他部位脂肪组织提取后，注射或移植至缺损部位，达到充填缺损、修补组织的目的。目前乳房重建的重要辅助技术会从自身的腹部或者臀部行吸脂术抽取脂肪，经过滤和分离后成为较纯的脂肪颗粒，再注射到乳房皮下脂肪、腺体深面、胸大肌表面。一般情况下，一次注射量为每侧 100 ～ 200 mL，局部按摩使脂肪分布均匀，一般注射 2 ～ 3 次，每次相隔 2 ～ 6 个月，即达到所要求的乳房体积和形态。理论上，脂肪颗粒注射隆胸手术是最理想的隆胸方法，然而脂肪移植的成活率很低，并发症也较多。自体脂肪移植隆胸的成活率一般低于 50%，大部分移植的脂肪细胞会坏死、液化。注射脂肪量较小，机体可吸收、分解；注射脂肪量较大，超过了机体的吸收、分解能力，机体则会形成“包裹”现象并出现术后硬结；如果注射脂肪量更大，机体则会分解一些水解酶，在浅层穿破排出，伴有细菌感染时会形成脓肿。本例患者一次注射剂量较多，超过了机体代偿能力，移植的脂肪细胞坏死，遂形成硬结，行彩超检查为低回声结节，考虑脂肪坏死，受到外伤后坏死加重，易同时伴发感染。

病例点评

自体脂肪注射移植是丰胸的一种方式，但是脂肪提取技术要求高，成活率低，很容易发生坏死。随着时间推移，会发生不同程度的坏死，坏死脂肪组织逐渐形成硬结，很容易触及，有的似

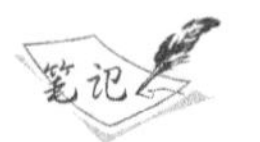

纤维腺瘤，这会对患者造成一定的心理压力。彩超检查不敏感但在乳腺钼靶检查下显示很典型，如同蛋壳样钙化。这种钙化内部密度不匀但边缘较齐，很容易与其他钙化区分。而经验不足容易发生误诊。

坏死脂肪组织部分中央区会形成液化，在机体抵抗力下降、有外伤等诱因下易诱发感染，出现局部迅速肿大、伴红肿疼痛等症状。治疗方面积极抗感染治疗有效，待炎症消退后可手术取出，3 cm 以下坏死灶做真空微创旋切术即可。

（薛丽华）

参考文献

1. 李超，王蕾蕾，于志勇．乳腺癌术后乳房重建研究进展 [J]. 中华实用诊断与治疗杂志，2020，34（4）：426-429.
2. 谢红炬．自体脂肪颗粒移植隆胸的回顾性研究及并发症的处理 [A]// 第十一届东南亚地区医学美容学术大会论文汇编 [C]. 长沙：中国保健协会，2007：55-57.

笔记

病例 34　乳房二次重建术后感染 1 例

病历摘要

【基本信息】

患者女性，36 岁，因“左乳假体植入术后 1 年余，发现左乳肿块 2 年”入院。

现病史：患者因“发现左乳肿块 2 年”于 2021 年 5 月就诊于某医院，行乳腺彩超提示①左乳外上象限低回声团块及多发低回声结节，考虑 BI-RADS 4c 级，建议超声引导下穿刺活检；②左腋下异常肿大淋巴结，转移？③左乳 3 点位低回声结节，考虑 BI-RADS 3 级，导管内病变？④右乳多发低回声结节，考虑 BI-RADS 3 级；⑤双乳多发囊性结节，考虑 BI-RADS 2 级。

乳腺 MRI：①左乳外象限肿块，考虑 BI-RADS 5 级；②左乳头后方结节，考虑 BI-RADS 5 级；③右乳外下象限结节，考虑 BI-RADS 4 级；④双侧乳腺多发点状强化，左乳腺囊性病变，考虑 BI-RADS 3 级；⑤左侧腋窝增大淋巴结。某医院予以左乳肿块穿刺术，穿刺病理:（左乳腺外上）浸润性乳腺癌。免疫组化：ER（+50%），PR（0），Her-2（2+），Ki-67（+30%）。

患者为行进一步治疗于 2021 年 5 月 14 日入住我科，5 月 18 日于局部麻醉下行左乳 10 点位肿块穿刺术。

根据患者查体及穿刺病理，考虑多灶肿瘤，建议患者行新辅助化疗，因患者 FISH 基因检测提示基因不扩增，给予 TAC 方案 4 次化疗（吡柔比星 89 mg d1+ 环磷酰胺 0.9 g d1 + 白蛋白紫杉醇

460 mg d2），化疗后稍感恶心。4 次化疗后行全面评估，评估为部分缓解，无手术禁忌证，因患者为年轻女性，未婚，有乳房重建意愿，2021 年 8 月 2 日在全身麻醉下行保留乳晕的左侧乳腺癌改良根治术 + 扩张器植入术 + 右乳肿块微创旋切术，术后恢复可，术后病理分期左乳癌 $pT_1N_0M_0$，Her-2 阳性，依据指南，建议行 TCH 方案化疗 + 放疗，现治疗已结束，患者恢复可，为行乳房重建治疗入院。

既往史：否认肝炎、结核、疟疾等传染病病史，否认高血压、心脏病病史，否认糖尿病、脑血管疾病、精神疾病病史。2021 年 8 月 27 日于我科在全身麻醉下行保留乳晕的左侧乳腺癌改良根治术 + 扩张器植入术 + 右乳肿块微创旋切术。否认外伤史，否认输血史，否认药物、食物过敏史，预防接种史不详。

【专科查体】

双乳不对称，左乳较右乳明显偏小，左乳头皮肤发暗，左乳外上方可见长约 10 cm 的手术瘢痕。皮肤无红肿，无积液，右乳未触及明显肿块，双侧腋下未触及异常肿大淋巴结。

【辅助检查】

2021 年 4 月 21 日（外院）乳腺彩超：①左侧乳腺 3 ～ 4 点位低回声结节（BI-RADS 4b 级），建议进一步检查；②右侧乳腺 9 点位低回声结节（BI-RADS 3 级）；③右侧乳腺 11 点位、左侧乳腺 12 点位囊性结节（BI-RADS 2 级）；④左侧腋窝淋巴结肿大。

2021 年 4 月 30 日（外院）乳腺彩超：①左乳外上象限低回声团块及多发低回声结节，考虑 BI-RADS 4c 级，建议超声引导下穿刺活检；②左腋下异常肿大淋巴结，转移？③左乳 3 点位低回声结节，考虑 BI-RADS 3 级，导管内病变？④右乳多发

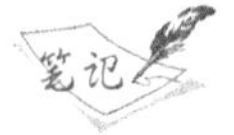

低回声结节，考虑 BI-RADS 3 级；⑤双乳多发囊性结节，考虑 BI-RADS 2 级。

2021 年 5 月 10 日（外院）穿刺病理:（左乳腺）浸润性乳腺癌，建议做免疫组化标记进一步诊断，ER（+5%），PR（0），Her-2（2+），Ki-67（+30%）。

2021 年 5 月 13 日（外院）乳腺 MRI：①左乳外象限肿块，考虑 BI-RADS 5 级；②左乳头后方结节，考虑 BI-RADS 5 级；③右乳外下象限结节，考虑 BI-RADS 4 级；④双侧乳腺多发点状强化，左乳腺囊性病变，考虑 BI-RADS 3 级；⑤左侧腋窝增大淋巴结。

2021 年 5 月 17 日（本院）乳腺钼靶检查：右乳结节（BI-RADS 3 级）。

2021 年 5 月 27 日（外院）病理：肿瘤细胞 *Her-2* 基因扩增。

2021 年 5 月 28 日（外院）病理:（左 10 点位）乳腺浸润性导管癌，Ⅱ级。免疫组化：ER（强，+80%），Her-2（2+），Ki-67（中等强，+40%），P53（–），PR（+40%）。

2021 年 9 月 14 日（本院）病理（活体组织）检查:（左侧）浸润性乳腺癌，共 2 灶，肿瘤组织显著退变伴纤维组织增生及以泡沫样组织细胞和淋巴细胞为主的慢性炎细胞浸润，范围分别为 1.5 cm × 0.7 cm × 0.7 cm 及 1 cm × 0.5 cm × 0.5 cm，结合病史符合治疗后改变，部分区域疑为导管内癌；周围乳腺组织呈纤维腺病样改变伴纤维腺瘤形成，大小约 0.5 cm × 0.4 cm × 0.3 cm；癌组织未累及皮肤；内、外、上、下及基底切缘均未见癌；腋窝及送检（左侧第 3 极、左侧腋窝组织）淋巴结内均未见转移癌（分别为 0/46，0/3，0/1），送检（左侧胸肌间及左侧腋静脉上组织）为纤

维脂肪组织，未见癌。

免疫组化：ER（+90%），PR（+20%），Her-2（3+），Ki-67（+2%）。（右10点位多发）乳腺纤维腺病伴纤维腺瘤形成，部分导管扩张，管腔内分泌物潴留。

2021年9月14日（本院）病理（活体组织）检查:（左侧乳头上方）乳腺组织，石蜡切片局部可见少量不规则核异型上皮样细胞呈簇状散在分布，组织挤压明显。

补做免疫组化：CK（+），ER（+90%），PR（+60%），Her-2（1+），Ki-67（+1%），P53（-），不能完全除外退变的癌组织，建议必要时请乳腺病理专科会诊以进一步明确诊断。（左侧乳头下方）乳腺组织，部分导管上皮增生，局部见一些小导管结构与脂肪组织呈错构性增生。（左侧乳头正后方）乳腺组织，部分导管上皮增生明显。（左侧乳头内侧及外侧）乳腺组织未见癌。（左乳癌内上切缘、内下切缘、外上切缘、外下切缘）皮肤组织未见癌。

【诊断】

①左乳假体植入术后；②左乳癌术后。

【治疗】

2022年10月21日患者在全身麻醉下行腹腔镜下左乳扩张器取出术＋左乳即刻假体植入术，过程顺利，术后3天内给予患者抗生素静脉滴注；后改口服抗生素2周；术后患者引流液颜色正常。患者于术后第18天突发寒战、高热，最高体温38.9 ℃，换药见左乳外形较前饱满，皮肤红肿，局部压痛，引流管内可见混浊样引流液，初步考虑引流管引起逆行感染，给予患者抗生素静脉滴注，同时给予200 mL碘酊+200 mL生理盐水沿引流管冲洗创面，酒精纱布湿敷左乳。冲洗2天后，症状未见明显好转，遂

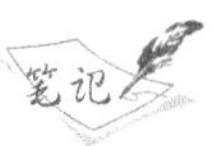

改为在超声引导下沿红肿范围即引流管走行方向皮下注射抗生素（庆大霉素注射液与生理盐水比例为 1 ： 1），同时给予头孢曲松钠 0.2 g+ 左氧氟沙星注射液 100 mL 静脉滴注。治疗 2 周后，红肿范围明显缩小，现患者感染已经控制，予以出院。

病例分析

本例患者假体植入术后第 18 天突发寒战、高热，急查血常规 + C 反应蛋白，白细胞、C 反应蛋白、中性粒细胞均升高，初步考虑细菌感染。假体植入术后感染是假体植入术后最常见的并发症，大多数通过保守治疗难以成功，需要手术取出假体。我们通过大量的碘酊及生理盐水冲洗后效果不明显，遂于局部皮下注射抗生素，沿红肿范围注入少量抗生素，同时静脉滴注头孢曲松 + 左氧氟沙星注射液，治疗 2 周后，患者感染得以控制，保守治疗成功。

随着乳腺癌发病的年轻化，乳腺切除术后的乳房重建对女性患者的生活质量、形象和心理健康有重要影响。随着各种乳房重建技术的发展和乳腺癌发病率的增高，乳房重建的需求也在不断增加。手术区域的感染是假体植入后的重要并发症之一。

本病例是假体植入感染后保守治疗的成功案例之一，假体植入术后感染是比较棘手的术后并发症，需要我们不断地摸索治疗办法，提高诊疗技术。

病例点评

乳房二期重建是越来越多患者的选择，扩张器取出并放置永久假体是乳腺癌治疗完善的一个补充，这才是真正意义上的完美。

然而，假体植入后发生感染的事件还是时有发生，如何正确、及时、有效地控制感染，防止瘢痕挛缩影响乳房外观特别重要。本病例通过积极的处理成功控制了感染。首先，全身抗感染，联合抗炎。其次，引流为主，只要引流通畅，感染分泌物及时排出就能有效缓解。

通过上述治疗控制了体温，但是局部症状缓解不明显，所以采取了局部注射抗感染治疗，局部处理应谨慎避开假体，否则很容易扎破假体。在彩超引导下进行注射治疗最安全，注射后最好再抽吸出来，这样进行三四次治疗后炎症控制率高，但对远期的效果是否有影响还有待随访。

（赵峰霞）

参考文献

1. LIN I C，NELSON J A，WU L C，et al. Assessing surgical and medical complications in bilateral abdomen-based free flap beast reconstructions compared with unilateral free flap breast reconstructions[J]. Ann Plast Surg，2016，77（1）：61-66.
2. BEUGELS J，HOEKSTRA L T，TUINDER S M，et al. Complications in unilateral versus bilateral deep inferior epigastric artery perforator flap breast reconstructions：a multicentre study[J]. J Plast Reconstr Aesthet Surg，2016，69（9）：1291-1298.
3. CHIRAPPAPHA P，SOMINTARA O，LERTSITHICHAI P，et al. Complications and oncologic outcomes of pedicled transverse rectus abdominis myocutaneous flap in breast cancer patients[J]. Gland Surg，2016，5（4）：405-415.
4. DINDO D，DEMARTINES N，CLAVIEN P A. Classification of surgical complications：a new proposal with evaluation in a cohort of 6336 patients and results of a survey[J]. Ann Surg，2004，240（2）：205-213.
5. PANHOFER P，FERENC V，SCHUTZ M，et al. Standardization of morbidity assessment in breast cancer surgery using the clavien dindo classification[J]. Int J Surg，2014，12（4）：334-339.

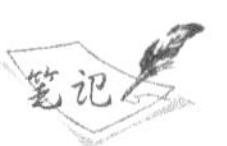

6. WAGNER I J, TONG W M, HALVORSON E G. A classification system for fat necrosis in autologous breast reconstruction[J]. Ann Plast Surg, 2013, 70 (5): 553-556.
7. BRZEZIENSKI M A, JARRELL J A, MOOTY R C. Classification and management of seromas in immediate breast reconstruction using the tissue expander and acellular dermal matrix technique[J]. Ann Plast Surg, 2013, 70 (5): 488-492.
8. CHO M J, TEOTIA S S, HADDOCK N T. Predictors, classification, and management of umbilical complications in DIEP flap breast reconstruction[J]. Plast Reconstr Surg, 2017, 140 (1): 11-18.
9. HUO J, SMITH B D, GIORDANO S H, et al. Post-mastectomy breast reconstruction and its subsequent complications: a comparison between obese and non-obese women with breast cancer[J]. Breast Cancer Res Treat, 2016, 157 (2): 373-383.
10. FISCHER J P, CLEVELAND E C, NELSON J A, et al. Breast reconstruction in the morbidly obese patient: assessment of 30-day complications using the 2005 to 2010 national surgical quality improvement program data sets[J]. Plast Reconstr Surg, 2013, 132 (4): 750-761.
11. WILKINS E G, HAMILL J B, KIM H M, et al. Complications in postmastectomy breast reconstruction[J]. Ann Surg, 2018, 267 (1): 164-170.

病例 35　男性乳腺发育症 1 例

病历摘要

【基本信息】

患者男性，14 岁，主因“双侧乳腺增大 2 年”就诊。

现病史：患者 2 年前无明显原因发现双乳增大，皮肤无红肿，乳头无凹陷，挤压后乳头无溢液，无橘皮征，无酒窝征，伴胀痛不适。于 2023 年 5 月 23 日就诊于某医院，行乳腺彩超提示双侧乳腺腺体样回声，男性乳腺发育。患者及家属强烈要求手术，门诊医生建议手术治疗（图 35-1）。

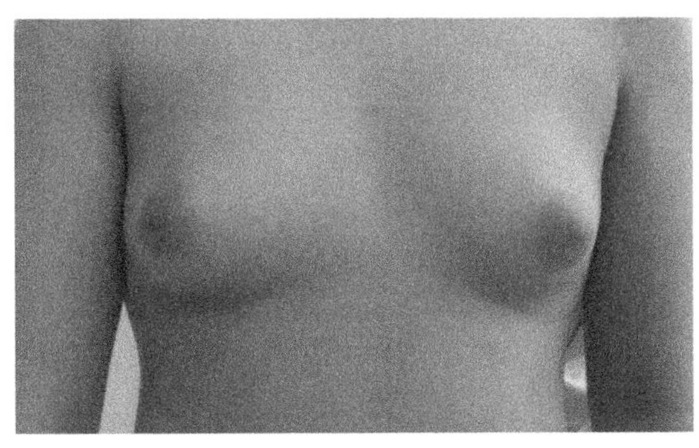

图 35-1　术前照片

既往史：否认肝炎、结核、疟疾等传染病病史，否认高血压、心脏病病史，否认糖尿病、脑血管疾病、精神疾病病史，否认手术史，否认外伤史，否认输血史，否认药物、食物过敏史，预防接种史不详。

【专科查体】

双乳对称，双侧乳腺以乳头为中心可触及盘状弥漫性肿块，

范围约 4 cm × 3 cm，质韧，无压痛，皮肤颜色正常。双侧乳头无凹陷，挤压后乳头无溢液。双侧腋下未触及明显肿大淋巴结。

【辅助检查】

2023年5月25日患者在某医院行超声乳腺检查提示男性乳腺。双侧乳头后方可见腺体样结构，双侧较厚处均约 1.8 cm，未见明确占位性病变。双侧腋下未见明显异常淋巴结。符合男性乳腺发育声像图改变。

【诊断】

双侧乳腺肿块性质待查：男性乳腺发育症？

【治疗】

本例患者术前肝肾功能正常，性激素正常，无甲状腺功能亢进和甲状腺功能减退，泌尿系统检查无异常，除外垂体瘤、肾上腺疾病。于 2023 年 7 月 17 日在全身麻醉下行双侧乳腺腺体切除术，取右侧乳晕上半圆弧形乳晕手术切口并向外侧延伸 2 cm，逐层切开皮肤及皮下组织，注意保护乳头、乳晕皮瓣血供，提起浅筋膜浅层组织，按术前超声标记范围，沿脂肪层皮下组织游离皮瓣，游离范围为乳腺组织边缘，切除病变组织范围约 10 cm × 10 cm × 5 cm，基底部达乳房后间隙，完整切除右侧乳腺腺体，探查残腔周围均为脂肪组织。同法切除左侧乳腺腺体。彻底止血，用生理盐水反复冲洗伤口，留置引流球 1 个并从胸壁引出固定。可吸收线、丝线间断缝合皮下组织，poly 线连续缝合皮肤，无菌敷料覆盖手术切口。手术顺利，术中出血约 20 mL。麻醉拔管后弹力绷带加压包扎。术后拔管顺利，未出现感染、血肿。病理结果提示右侧、左侧乳腺符合男性乳腺发育症。术后患者恢复情况如图 35-2 所示。

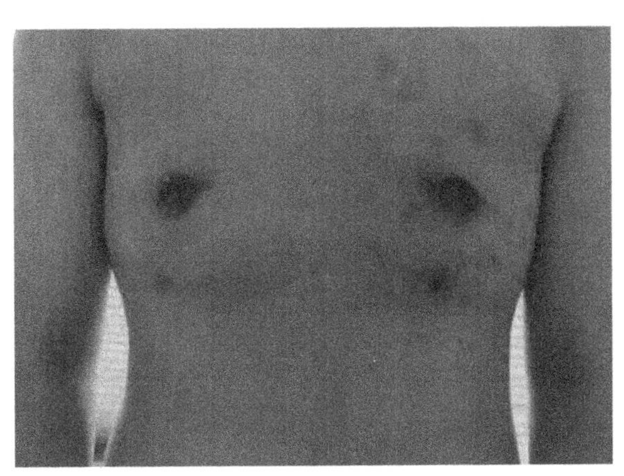

图 35-2　术后 2 周患者恢复情况

病例分析

男性乳腺发育症是男性乳腺组织的常见疾病，临床表现为可触及的乳晕下腺体和乳房增大，通常为双侧乳房病变，也可见单侧乳房病变，其发病率超过 4%，多数患者无明显症状，少数可伴疼痛及压痛，偶见乳汁样分泌物。无症状的生理性男性乳腺发育可在 2 ～ 3 年之内自行消退，药物导致的乳房发育停药后也可自行好转。通常患者生理变化引起焦虑、自卑等心理障碍，影响患者生活质量。对于男性乳腺发育首先要明确病因，除外内科疾病及药物、食物的影响，同时也要除外乳腺癌、乳腺炎症，另外，男性乳腺发育症需要与神经纤维瘤、皮样囊肿、脂肪瘤、血肿、淋巴瘤鉴别。假性男性乳腺发育是指由于脂肪沉积而非腺体增殖造成的乳房增大，通常这种患者伴有全身肥胖。在明确病因的前提下谨慎选择手术方式。持续时间超过 1 年以上，引起明显外形改变，药物治疗效果不明显，患者有强烈手术意愿的可行手术治疗。理想的手术方式应尽可能全部去除乳腺组织、切口瘢痕隐蔽、

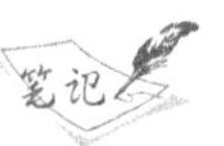

两侧对称、有正常男性胸廓形态和术后外观平整皮肤。常见的手术方式有环乳晕切口腺体切除术，真空辅助微创旋切术，腔镜下腺体切除术。术前常规需要行乳腺彩超检查，确定腺体范围、厚度。

病例点评

本例患者年龄偏小，而往往此阶段要求手术的愿望非常强烈，因为发育的乳房给正值喜好运动的男孩造成严重的心理障碍，怕同学笑话，自卑感强烈。严重影响到正常的学习生活质量。所以，手术切除是目前的最佳解决方法。本例患者采取的是环乳晕切口腺体切除术，避免明显的切口或瘢痕。通过传统的手术去除乳腺腺体和多余的脂肪达到胸壁整形的目的；这种术式安全有效，达到了更好的美容效果。完整切除腺体是预防复发的重要步骤。本例患者左侧术区有少许皮下淤斑，因剥离腺体范围较大，术中出血渗之皮下。术中注意彻底止血，保护重要的血管，保护乳头周围的血供，避免乳头坏死。术后注意弹力绷带加压包扎压迫止血。

（薛丽华）

参考文献

1. 伍招云，欧阳立志，何志刚 . 早期乳腺癌保留乳头乳晕的乳房全切术的肿瘤安全性研究 [J]. 中外医学研究，2015（14）：28-29.
2. KANAKIS G A，NORDKAP L，BANG A K，et al. EAA clinical practice guidelines-gynecomastia evaluation and management[J]. Andrology，2019，7（6）：778- 793.
3. 林艳，穆大力 . 男性乳房发育症的外科治疗进展 [J]. 中国美容整形外科杂志，2021，32（6）：344- 347.
4. 刘宝胤 . 腔镜技术在男性乳腺发育手术中应用 [J]. 中国实用外科杂志，2020，40（10）：1138-1140..

笔记